MARA KANE

Jetzt reicht es, Schatz!
Wir müssen endlich
abnehmen und fitter werden!

Ein ehrlicher Ratgeber für Paare,
die gemeinsam ihr Leben verändern wollen

Impressum:

Bibliografische Information der Deutschen Nationalbibliothek: Die Deutsche Nationalbibliothek verzeichnet diese Publikation in der Deutschen Nationalbibliografie; detaillierte bibliografische Daten sind im Internet über dnb.dnb.de abrufbar.

Verlag: BoD · Books on Demand GmbH, Überseering 33, 22297 Hamburg, bod@bod.de

Druck: Libri Plureos GmbH, Friedensallee 273, 22763 Hamburg

ISBN: 978-3-7693-4933-7

Inhaltsverzeichnis

Gemeinsam den Neustart wagen....................................5
Realistische Ziele setzen...7
Mit Wissen zum Wunschgewicht................................11
Kohlenhydrate – Freund oder Feind?..........................15
Helden der gesunden Ernährung.................................18
Die kleinen Helfer im Darm..21
Die Wahrheit über Fette...25
Power aus Pflanzen..28
Die Magie der Gewürze..31
Prost mit Bedacht...35
Wie viele Kalorien brauchen wir wirklich?..................39
Die Kunst der Esspause..43
Der Tag der süßen Freiheit...47
Warum wir mehr als nur Nahrung brauchen..............50
Die große Verbrennungslüge......................................54
10.000 Schritte täglich..57
Der Weg nach oben...61
Wie das Fahrrad unser Leben veränderte...................65
Urlaubszeit ist keine Auszeit.....................................69
Wie man den inneren Schweinehund zähmt...............73
Wenn Stress auf die Waage schlägt............................77
Schlaf dich schlank...80
Die Flamme am Leben halten.....................................84
Schlusswort: Der Weg ist das Ziel..............................87
Haftungsausschluss...90

Gemeinsam den Neustart wagen

Es begann an einem ganz gewöhnlichen Sonntagmorgen. Thomas und ich saßen beim Frühstück, als er plötzlich seine Kaffeetasse absetzte und mich mit diesem speziellen Blick ansah. Sie wissen schon, dieser Blick, der bedeutet, dass gleich etwas Wichtiges kommt. „Sandra", sagte er, während er gedankenverloren seinen Bauch betrachtete, „findest du nicht auch, dass wir in letzter Zeit etwas ... nun ja ... ausladender geworden sind?"

Ich verschluckte mich fast an meinem Croissant. Nicht weil die Frage überraschend kam – ehrlich gesagt hatte ich selbst schon seit Wochen diesen unangenehmen Kampf mit meiner Lieblingsjeans – sondern weil ausgerechnet Thomas das Thema ansprach. Mein Mann, der bisher jede meiner dezenten Hinweise auf gesündere Ernährung erfolgreich ignoriert hatte.

Die Wahrheit war: Ja, wir waren beide in den letzten Jahren kontinuierlich gewachsen. Nicht in die Höhe, versteht sich, sondern in die Breite. Es hatte schleichend begonnen, wie das meist so ist. Ein zusätzliches Stück Kuchen hier, eine Portion Nachos dort, dazu immer öfter Fertiggerichte, weil wir nach der Arbeit „zu müde zum Kochen" waren. Sport? Nun ja, das Entsperren des Handys zählte mittlerweile zu unseren aktivsten Bewegungen.

„Weißt du", fuhr Thomas fort, während er seinen zweiten Schokocroissant beäugte, „mein Arzt meinte letztens, meine Blutwerte sähen aus wie eine Speisekarte vom Italiener."

Er versuchte zu lachen, aber ich konnte die Besorgnis in seiner Stimme hören. Zum ersten Mal sprachen wir wirklich offen darüber, wie sehr sich unser Lebensstil in den letzten Jahren verändert hatte.

Früher waren wir aktiver gewesen, hatten mehr selbst gekocht, waren am Wochenende wandern gegangen. Jetzt war unser Bewegungshighlight der Weg zum Kühlschrank. Unsere Vorstellung von „Meal Prep" bestand darin, die Lieferando-App schon mittags zu öffnen, um abends nicht so lange auf das Essen warten zu müssen.

„Vielleicht", sagte ich vorsichtig, „sollten wir wirklich etwas ändern."
Ich erwartete den üblichen Widerstand, das gewohnte „Ach, so
schlimm ist es doch nicht". Stattdessen nickte Thomas. „Ja", sagte er,
„aber diesmal richtig. Nicht so wie letztes Jahr, als wir nach zwei
Tagen Salat wieder bei Pizza gelandet sind."

Wir begannen zu recherchieren, lasen Artikel, schauten Videos. Je
mehr wir uns informierten, desto klarer wurde: Der Weg zu einem
gesünderen Leben ist keine Diät, sondern eine Reise. Eine, die man
am besten gemeinsam antritt. Mit allen Höhen und Tiefen, mit
Erfolgen und Rückschlägen.

An jenem Sonntag trafen wir eine Entscheidung. Nicht aus Eitelkeit
oder wegen irgendwelcher Schönheitsideale, sondern weil wir
erkannten, dass es um mehr ging. Um Lebensqualität, um
Gesundheit, um die Fähigkeit, auch in zwanzig Jahren noch
problemlos Treppen steigen zu können.

Der erste Schritt war bereits getan: Wir hatten das Problem erkannt
und waren bereit für Veränderung. Nicht mit drastischen
Maßnahmen oder unrealistischen Zielen, sondern mit der
Erkenntnis, dass nachhaltige Veränderung Zeit braucht. Und dass sie
am besten funktioniert, wenn man sie gemeinsam angeht.

„Also gut", sagte Thomas, während er den letzten Bissen seines
Croissants aß, „ab morgen wird alles anders." Ich musste lächeln.
„Wie wäre es, wenn wir gleich anfangen? Mit einem Spaziergang
statt Netflix?" Er zögerte kurz, dann stand er auf und streckte mir die
Hand entgegen. „Na gut, aber der erste, der außer Atem ist, muss
heute Abend den Salat schneiden!"

So begann unsere Reise zu einem gesünderen Leben. Nicht mit
einem großen Knall, sondern mit einem kleinen Schritt. Oder besser
gesagt: mit vielen kleinen Schritten um den Block. Es war der Anfang
einer Veränderung, die unser Leben auf den Kopf stellen sollte –
wenn auch anders, als wir es uns vorgestellt hatten.

Realistische Ziele setzen

Der Morgen nach unserer großen Entscheidung begann mit einem Muskelkater. Unser spontaner Spaziergang hatte sich zu einer einstündigen Wanderung ausgeweitet, und mein Körper machte mir unmissverständlich klar, was er von dieser plötzlichen Aktivität hielt. Thomas ging es nicht besser. Ich hörte sein leises Stöhnen, als er versuchte, sich aus dem Bett zu rollen.

„Vielleicht sollten wir uns erst einmal realistische Ziele setzen", murmelte er, während er versuchte, seine schmerzenden Waden zu massieren. „Du meinst, weniger als einen Marathon am ersten Tag?", konterte ich mit einem Grinsen. Aber er hatte recht. Wenn wir es diesmal wirklich durchziehen wollten, brauchten wir einen Plan. Einen realistischen.

Also setzten wir uns an den Küchentisch, bewaffnet mit Stift, Papier und einer großen Tasse Kaffee. „Okay", begann ich, „was wollen wir eigentlich genau erreichen?" Eine simple Frage, die sich als überraschend komplex herausstellte. „Abnehmen natürlich", sagte Thomas prompt. „Und fitter werden", fügte er hinzu, während er sich vorsichtig auf seinem Stuhl bewegte.

Aber was bedeutete das konkret? Zehn Kilo? Zwanzig? Und bis wann? „Ich hab gelesen, dass man sich SMART-Ziele setzen soll", erklärte ich. Thomas zog eine Augenbraue hoch. „Smart wie intelligent?" - „Nein, SMART wie Spezifisch, Messbar, Attraktiv, Realistisch und Terminiert." Er schaute mich an, als hätte ich gerade Chinesisch gesprochen.

Ich holte tief Luft und begann zu erklären: „Also, statt einfach nur ‚abnehmen' zu sagen, sollten wir uns konkrete, erreichbare Ziele setzen. Zum Beispiel: ‚In den nächsten drei Monaten möchte ich fünf Kilo abnehmen und dreimal pro Woche 30 Minuten spazieren gehen.'" Thomas nickte langsam. „Das klingt ... machbar. Nicht wie diese Versprechen ‚In 4 Wochen zur Bikini-Figur' aus deinen Zeitschriften."

Wir begannen, unsere Ziele aufzuschreiben. Dabei wurde uns klar, wie oft wir uns in der Vergangenheit mit unrealistischen Erwartungen selbst sabotiert hatten. Da war die „Ab morgen nur noch Salat"-Diät (nach zwei Tagen gescheitert), das „Jeden Tag ins Fitnessstudio"-Vorhaben (Kündigungsfrist drei Monate) und natürlich der „Marathon in sechs Monaten"-Plan (wir schaffen ja nicht mal die Treppe ohne Schnaufen).

„Diesmal machen wir es anders", sagte ich entschlossen. „Kleine, erreichbare Ziele. Fortschritte, die wir auch wirklich messen können." Thomas schaute skeptisch auf unsere Liste. „Aber ist das nicht zu wenig? Ich meine, fünf Kilo in drei Monaten ..."

Ich unterbrach ihn: „Denk mal nach: Wie viele Diäten haben wir schon gemacht, bei denen wir in zwei Wochen sechs Kilo abnehmen wollten?"

Er grinste. „Alle?" „Genau. Und wie lange haben wir das durchgehalten?" „Meistens bis zum ersten Pizzageruch." Wir mussten beide lachen, aber es war eine wichtige Erkenntnis. Die schnellen Erfolge waren nie von Dauer gewesen. Was wir brauchten, waren realistische, langfristige Veränderungen.

Also formulierten wir unsere Ziele neu. Statt „20 Kilo in drei Monaten" wurde daraus „5 Kilo in drei Monaten, dann neu evaluieren". Statt „täglich eine Stunde Sport" nahmen wir uns „dreimal pro Woche 30 Minuten Bewegung" vor. Und anstelle von „nie wieder Süßigkeiten" einigten wir uns auf „bewusster genießen und Alternativen finden".

„Aber wie wissen wir, ob wir auf dem richtigen Weg sind?", fragte Thomas. Eine berechtigte Frage. Wir beschlossen, ein einfaches Tagebuch zu führen. Nicht mit pedantischem Kalorienzählen, sondern mit einfacher Nachverfolgung: Gewicht einmal pro Woche, Bewegungseinheiten abhaken, Erfolge und Hindernisse notieren.

„Und was ist mit Rückschlägen?", war Thomas' nächste Frage. Eine wichtige Frage, denn die hatte es bei unseren bisherigen Versuchen immer gegeben. „Die planen wir gleich mit ein", erklärte ich.

„Sie werden kommen, und das ist okay. Wichtig ist, dass wir danach weitermachen, statt alles hinzuwerfen."

Während wir unseren Plan verfeinerten, wurde uns klar, dass realistische Ziele nicht nur mit Zahlen zu tun haben. Es ging auch um unseren Lebensstil, unsere Gewohnheiten, unseren Alltag.

„Wir können nicht erwarten, dass wir von heute auf morgen komplett andere Menschen werden", sagte ich. Thomas nickte erleichtert. „Also darf ich weiterhin ab und zu eine Pizza essen?"

„Ja, aber vielleicht nicht mehr jeden zweiten Tag", antwortete ich lachend. „Und vielleicht nicht die XXL mit doppelt Käse."

Wir einigten uns darauf, dass Verbote kontraproduktiv sind. Stattdessen wollten wir lernen, bewusster zu genießen und bessere Alternativen zu finden.

Am Ende unserer Planungsphase hatten wir eine Liste mit Zielen, die sich tatsächlich erreichbar anfühlten. Keine drastischen Veränderungen, sondern kleine, machbare Schritte.

„Weißt du", sagte Thomas, während er unsere Liste noch einmal durchlas, „irgendwie fühlt sich das diesmal anders an. Nicht wie diese üblichen Vorsätze Neues Jahr, neues Ich."

Er hatte recht. Es fühlte sich realistischer an, nachhaltiger. Wir hatten verstanden, dass die größte Herausforderung nicht das Abnehmen selbst war, sondern die Veränderung unserer Gewohnheiten. Und dass diese Veränderung Zeit brauchte.

„Also dann", sagte ich und hob meine Kaffeetasse, „auf realistische Ziele und den Mut, klein anzufangen." Thomas stieß mit seiner Tasse an meine. „Und auf die Erkenntnis, dass auch kleine Fortschritte Fortschritte sind."

Als wir an diesem Abend ins Bett gingen, fühlten wir uns beide seltsam erleichtert. Wir hatten einen Plan, der sich nicht anfühlte wie eine Strafe. Keine drastischen Verbote, keine unrealistischen Versprechen. Stattdessen kleine, erreichbare Ziele und die Erlaubnis, dabei Fehler machen zu dürfen.

Der Muskelkater vom Vortag war noch da, aber er fühlte sich jetzt irgendwie anders an – wie ein Zeichen des Aufbruchs, nicht wie eine Strafe. Morgen würden wir wieder spazieren gehen, vielleicht nur 20 Minuten statt einer Stunde. Aber das war okay. Denn diesmal ging es nicht darum, schnell ans Ziel zu kommen, sondern darum, überhaupt anzukommen.

„Gute Nacht", murmelte Thomas schläfrig. „Morgen ist ein neuer Tag." - „Ja", antwortete ich, „ein Tag mit realistischen Zielen."

Und zum ersten Mal seit langem hatte ich das Gefühl, dass wir es diesmal wirklich schaffen könnten. Nicht weil wir uns so viel vorgenommen hatten, sondern genau weil wir es nicht getan hatten.

Mit Wissen zum Wunschgewicht

„Sandra, was sind eigentlich Makronährstoffe?", fragte Thomas eines Morgens, während er stirnrunzelnd auf seiner Müslipackung las. Eine berechtigte Frage, wie ich fand, denn bis vor kurzem dachte ich auch, Makros wären diese kleinen Computerbefehle, die mir mein technikaffiner Neffe immer erklären wollte.

Wir hatten beschlossen, uns schlauer zu machen, was Ernährung angeht. Nicht auf die Art Ich-habe-einen-Artikel-auf-Facebook-gelesen, sondern richtig. Mit seriösen Quellen, wissenschaftlichen Erkenntnissen und ohne Wundermittel, die versprechen, dass man im Schlaf abnehmen kann, wenn man nur genug Geld ausgibt.

„Also", begann ich, bewaffnet mit meinen neu erworbenen Kenntnissen, „Makronährstoffe sind sozusagen die großen Drei der Ernährung: Kohlenhydrate, Proteine und Fette." Thomas nickte langsam, während er weiter seine Müslipackung studierte. „Und wozu brauchen wir die alle?"

Eine Frage, die ich mir auch gestellt hatte, als ich anfing, mich mit dem Thema zu beschäftigen. Es stellte sich heraus, dass jeder dieser Nährstoffe seine ganz eigene, wichtige Rolle spielt — wie in einem gut funktionierenden Team.

„Kohlenhydrate sind unsere Energielieferanten", erklärte ich. „Sie sind wie das Benzin für unseren Motor." Thomas grinste. „Dann bin ich wohl in letzter Zeit zu oft tanken gewesen."

Er hatte nicht Unrecht. Wir beide hatten die Angewohnheit entwickelt, Kohlenhydrate in rauen Mengen zu konsumieren, als gäbe es morgen keine Pasta mehr.

„Das Problem ist nicht, dass wir Kohlenhydrate essen", fuhr ich fort, „sondern welche und wie viel." Ich erinnerte mich an unseren letzten „kleinen" Pasta-Abend, bei dem die Portionen die Größe eines Fußballs hatten. „Es gibt schnelle und langsame Kohlenhydrate. Die schnellen sind wie ein Strohfeuer — kurz hell und heiß, aber schnell vorbei."

Thomas schaute nachdenklich auf sein Müsli. „Und lass mich raten – die Schokostückchen darin gehören zu den schnellen?" Ich nickte. „Genau wie der weiße Toast, den du so gerne isst. Die langsamen Kohlenhydrate findest du zum Beispiel in Vollkornprodukten. Die geben ihre Energie länger ab, und du fühlst dich länger satt."

Dann kamen wir zu den Proteinen, meinem neuen Lieblingsnährstoff. „Proteine sind wie die Bauarbeiter in unserem Körper", erklärte ich. „Sie reparieren Gewebe, bauen Muskeln auf und helfen beim Abnehmen, weil sie lange satt machen." Thomas' Augen leuchteten auf. „Also mehr Steaks?" Ich musste lachen. „Nicht nur. Proteine gibt's auch in Fisch, Hülsenfrüchten, Eiern und Milchprodukten."

Das Thema Fette war etwas komplizierter. Jahrzehntelang wurden sie als der große Bösewicht der Ernährung dargestellt, aber mittlerweile weiß man: Nicht alle Fette sind schlecht. „Gesunde Fette sind wichtig für unseren Körper. Sie helfen beim Aufbau von Zellen, bei der Aufnahme von Vitaminen und halten uns warm."

„Moment", unterbrach Thomas, „willst du mir sagen, dass Fett nicht automatisch dick macht?" Ich nickte. „Genau. Es kommt auf die Art des Fetts an und natürlich auf die Menge. Avocados, Nüsse, Leinöl und Olivenöl – das sind gesunde Fette. Die Butter-Sahne-Soße zu deinem Lieblingssteak eher weniger."

Wir begannen, unsere Küche mit anderen Augen zu sehen. Der Kühlschrank wurde zu einer Art Wissenschaftslabor, in dem wir die Zusammensetzung unserer Lebensmittel erforschten. Dabei machten wir erstaunliche Entdeckungen. „Schau mal", rief Thomas, „mein ‚gesunder' Fruchtjoghurt hat mehr Zucker als eine Tafel Schokolade!"

Diese Erkenntnis führte zu einer wichtigen Diskussion über versteckte Zucker und die Kunst des Etiketten-Lesens. Wir lernten, dass „zuckerfrei" nicht automatisch „gesund" bedeutet und dass „fettarm" oft bedeutet „voller Zucker". Es war wie ein Crashkurs in Ernährungsdetektivarbeit.

„Aber wie sollen wir uns das alles merken?", fragte Thomas frustriert, nachdem wir geschlagene zwei Stunden damit verbracht hatten, Lebensmittel nach ihrem Nährwertgehalt zu sortieren.

„Müssen wir nicht", beruhigte ich ihn. „Es geht darum, ein grundlegendes Verständnis aufzubauen. Mit der Zeit wird es zur Gewohnheit."

Wir entwickelten ein System, das für uns funktionierte. Keine strengen Regeln, sondern grundlegende Prinzipien: mehr Vollkorn statt Weißmehl, mehr Proteine zu den Mahlzeiten, gesunde Fette in Maßen. Und vor allem: nichts komplett verbieten, sondern bewusster genießen.

„Weißt du", sagte Thomas eines Abends, während er genüsslich seinen selbst gemachten Vollkorn-Burger verspeiste, „das ist eigentlich gar nicht so kompliziert, wie ich dachte." Er hatte Recht. Sobald man die Grundlagen verstand, wurde es einfacher, gute Entscheidungen zu treffen.

Besonders stolz waren wir auf unsere neue Fähigkeit, Lebensmittelverpackungen zu entschlüsseln. „Wie Geheimagenten", scherzte Thomas, während wir im Supermarkt die Nährwerttabellen verschiedener Produkte verglichen. „Agent 00-Hunger auf Mission gesunde Ernährung."

Die größte Überraschung war vielleicht, dass wir mit diesem neuen Wissen tatsächlich anfingen, uns besser zu fühlen. Nicht weil wir plötzlich nur noch Salat aßen, sondern weil wir verstanden, was unser Körper wirklich brauchte. Die Heißhungerattacken wurden seltener, die Energie konstanter.

„Ich hätte nie gedacht, dass ich mal freiwillig über Nährstoffe nachdenke", gestand Thomas. „Geschweige denn, dass es tatsächlich interessant sein könnte." Ich musste ihm zustimmen. Was als trockene Theorie begonnen hatte, war zu einem spannenden Entdeckungsprozess geworden.

Natürlich gab es auch Rückschläge und Verwirrung. Die Diskussionen über Low Carb, Keto & Co. waren manchmal anstrengend. Aber wir hatten gelernt, dass es nicht darum ging, einem strengen

Ernährungsplan zu folgen, sondern darum, fundierte Entscheidungen zu treffen.

Am Ende dieses Lernprozesses stand für uns fest: Nährstoffe zu verstehen ist keine Raketenwissenschaft. Es ist wie das Lernen einer neuen Sprache – anfangs kompliziert, aber mit der Zeit immer selbstverständlicher. Und das Beste daran? Diese Sprache half uns dabei, unseren Körper besser zu verstehen und ihm zu geben, was er wirklich brauchte.

„Auf die Makros!", prostete Thomas mir eines Abends mit seinem Proteinshake zu. „Und auf uns", ergänzte ich, „die Ernährungsdetektive in Ausbildung." Wir hatten noch viel zu lernen, aber der Anfang war gemacht. Und diesmal fühlte es sich nicht wie eine Diät an, sondern wie eine Entdeckungsreise.

Kohlenhydrate – Freund oder Feind?

„Ich glaube, Kohlenhydrate hassen mich", verkündete Thomas eines Abends dramatisch, während er sehnsüchtig auf seine früher übliche Portion Spaghetti starrte, die er nun durch die Vollkorn-Variante ersetzt hatte. Seine Aussage brachte mich zum Lachen, aber sie zeigte auch ein weit verbreitetes Missverständnis: Kohlenhydrate sind nicht der Feind. Es kommt nur darauf an, wie man mit ihnen umgeht.

Unsere Geschichte mit den Kohlenhydraten war wie eine turbulente Beziehung. Erst liebten wir sie, dann verbannten wir sie komplett aus unserem Leben, nur um festzustellen, dass weder das eine noch das andere der richtige Weg war. Es wurde Zeit, uns näher mit diesen viel diskutierten Nährstoffen zu beschäftigen.

„Weißt du eigentlich, warum wir Kohlenhydrate überhaupt brauchen?", fragte ich. Er zuckte mit den Schultern. „Damit das Leben Spaß macht?" Nicht ganz falsch, aber auch nicht die ganze Wahrheit.

Ich hatte mich schlau gemacht. Kohlenhydrate sind der bevorzugte Energielieferant unseres Gehirns. Sie sind wie der Treibstoff für unseren körpereigenen Motor. Das Problem ist nur, dass wir in den letzten Jahren hauptsächlich minderwertigen Treibstoff getankt hatten: weißes Mehl, raffinierten Zucker, industriell verarbeitete Lebensmittel.

„Es gibt verschiedene Arten von Kohlenhydraten", erklärte ich Thomas, während er skeptisch seine Vollkorn-Pasta probierte. „Die schnellen, die wie Raketen-Treibstoff sind – kurz und heftig. Und die langsamen, die wie ein gut eingestellter Diesel funktionieren – konstant und ausdauernd." Seine Augenbrauen wanderten nach oben: „Und wo ist der Unterschied?"

Die Antwort lag in der Verarbeitung durch unseren Körper. Schnelle Kohlenhydrate, wie sie in Weißbrot, Süßigkeiten und den meisten Fertigprodukten vorkommen, werden blitzschnell in Zucker umgewandelt. Das führt zu einem rasanten Anstieg des

Blutzuckerspiegels – und einem ebenso rasanten Abfall. Das Resultat? Heißhunger, Energietiefs und auf lange Sicht Gewichtszunahme.

Thomas nickte verstehend, während er sich eine zweite Portion Vollkorn-Pasta nahm: „Deswegen war ich früher nach der Mittagspause im Büro immer so müde. Pizza mit Weißmehlboden!" Genau das war der Punkt. Die schnellen Kohlenhydrate waren wie ein kurzes Strohfeuer – spektakulär, aber wenig nachhaltig.

Die langsamen Kohlenhydrate dagegen, die wir in Vollkornprodukten, Hülsenfrüchten und Gemüse finden, versorgen uns gleichmäßiger mit Energie. Sie werden langsamer verdaut, halten länger satt und verursachen keine Blutzucker-Achterbahn.

Aber es gab noch mehr zu entdecken. Wir lernten, dass Ballaststoffe, die hauptsächlich in komplexen Kohlenhydraten vorkommen, wahre Multitalente sind. Sie unterstützen nicht nur die Verdauung, sondern helfen auch dabei, den Blutzuckerspiegel zu stabilisieren und länger satt zu bleiben.

„Moment mal", unterbrach Thomas, „heißt das, ich kann tatsächlich Pasta essen, ohne ein schlechtes Gewissen haben zu müssen?" Ich nickte. „Es kommt auf die Art und Menge an. Vollkorn-Pasta in vernünftigen Portionen, kombiniert mit Gemüse – das ist absolut in Ordnung."

Diese Erkenntnis war für uns beide befreiend. Wir mussten nicht komplett auf Kohlenhydrate verzichten, wie es manche Diäten propagieren. Wir mussten nur lernen, die richtigen auszuwählen und vernünftig mit ihnen umzugehen.

Wir begannen, unsere Mahlzeiten bewusster zu planen. Statt morgens schnell ein weißes Brötchen hinunterzuschlingen, gönnten wir uns Vollkornbrot mit Ei und Avocado. Der Unterschied war erstaunlich – plötzlich hielt das Frühstück tatsächlich bis zum Mittag.

„Weißt du", sagte Thomas eines Tages, „ich glaube, ich verstehe langsam, warum meine Oma immer gesagt hat, Weißbrot sei keine richtige Mahlzeit."

Sie hatte Recht. Unsere Großeltern hatten intuitiv verstanden, was die Wissenschaft heute bestätigt: Vollkornprodukte sind nicht nur nahrhafter, sondern auch besser für unsere Gesundheit.

Die größte Herausforderung war vielleicht, die richtige Balance zu finden. Nicht jede Mahlzeit musste perfekt sein, und auch ein gelegentliches Stück Kuchen oder eine Pizza waren erlaubt. Es ging darum, den Großteil unserer Kohlenhydrate aus hochwertigen Quellen zu beziehen. „Es ist wie bei einer Beziehung", philosophierte ich. „Man muss nicht gleich Schluss machen, nur weil es mal nicht perfekt läuft. Man muss nur lernen, besser miteinander umzugehen." Thomas grinste. „Sprichst du jetzt von uns oder von den Kohlenhydraten?"

Die Wahrheit ist: Kohlenhydrate sind weder Freund noch Feind – sie sind ein wichtiger Teil einer ausgewogenen Ernährung. Wie bei so vielem im Leben kommt es auf das richtige Maß an. Und darauf, die richtigen Entscheidungen zu treffen. Und mit der Zeit wurden diese immer selbstverständlicher. Wir lernten, auf unseren Körper zu hören und zu spüren, welche Kohlenhydrate uns gut taten und welche nicht. „Ich hätte nie gedacht, dass ich mal freiwillig Vollkornbrot kaufe", gestand Thomas. „Und schon gar nicht, dass es mir tatsächlich schmeckt."

Am Ende unserer Kohlenhydrat-Entdeckungsreise stand eine wichtige Erkenntnis: Es ging nicht darum, sie zu verteufeln oder zu vergöttern. Es ging darum, sie zu verstehen und klug zu nutzen. Wie Thomas es zusammenfasste: „Also sind Kohlenhydrate wie gute Arbeitskollegen – man muss nur wissen, wie man am besten mit ihnen auskommt."

Und so schlossen wir Frieden mit den Kohlenhydraten. Nicht als gehorsame Diäthalter, sondern als aufgeklärte Genießer, die wissen, was sie tun. Denn manchmal ist es eben nicht der komplette Verzicht, der zum Ziel führt, sondern das Wissen und die richtige Balance.

Helden der gesunden Ernährung

„Was sind eigentlich diese Ballaststoffe, von denen alle reden?", fragte Thomas eines Morgens, während er stirnrunzelnd auf seiner neuen Vollkornbrot-Packung las. „Klingt irgendwie nach unnötigem Ballast, den man loswerden sollte." Ich musste schmunzeln, denn genau das hatte ich auch lange gedacht.

Die Wahrheit ist: Ballaststoffe sind alles andere als überflüssiger Ballast. Sie sind eher wie die fleißigen Hausmeister unseres Verdauungssystems – sie halten alles am Laufen, sorgen für Ordnung und werden dabei meist völlig unterschätzt. Und genau wie ein guter Hausmeister fallen sie erst auf, wenn sie fehlen.

„Stell dir Ballaststoffe wie einen biologischen Schwamm vor", erklärte ich Thomas. „Sie nehmen Wasser auf, quellen auf und sorgen dafür, dass alles schön durch unseren Darm wandert."

Mein Mann verzog das Gesicht. „Müssen wir beim Frühstück über Verdauung reden?" Aber genau das war der Punkt. Wir mussten darüber reden, denn wie die meisten nahmen auch wir viel zu wenige Ballaststoffe zu uns.

Unsere Vorfahren aßen täglich etwa 100 Gramm Ballaststoffe. Heute schaffen die meisten Menschen keine 20 Gramm. Kein Wunder, dass Verdauungsprobleme zu den häufigsten Gesundheitsbeschwerden in unserer modernen Gesellschaft gehören. „Das ist wie eine verstopfte Autobahn", erklärte ich. „Wenn zu viele Autos und zu wenig Fahrspuren da sind, gibt's einen Stau."

Wir begannen, uns intensiver mit ballaststoffreichen Lebensmitteln zu beschäftigen. Dabei stellten wir fest, dass es zwei Arten von Ballaststoffen gibt: die löslichen und die unlöslichen. Die löslichen sind wie Schwämme, die Wasser aufnehmen und aufquellen. Die unlöslichen sind eher wie kleine Besen, die unseren Darm reinigen.

„Und wo finden wir diese Wunderfasern?", fragte Thomas, mittlerweile doch interessiert. Die Antwort war überraschend einfach.

Sie waren überall dort, wo wir bisher selten zugegriffen hatten: Hülsenfrüchte, Vollkornprodukte, Gemüse, Obst – die Liste war lang und vielfältig.

Wir machten ein Spiel daraus, mehr Ballaststoffe in unsere Ernährung einzubauen. Statt weißem Toast gab es morgens Haferflocken mit Beeren. Der mittägliche Nudelberg wurde durch eine bunte Mischung aus Vollkornnudeln und Gemüse ersetzt. Und als Snack zwischendurch entdeckten wir Nüsse und Trockenfrüchte.

Die Umstellung war nicht immer einfach. „Ich fühle mich wie ein Kaninchen", murrte Thomas am dritten Tag unserer Ballaststoff-Mission, als ich ihm einen großen Salat servierte. Aber schon nach einer Woche merkten wir die ersten positiven Veränderungen. Wir waren länger satt, hatten weniger Heißhungerattacken und – ja, auch darüber muss man reden – unsere Verdauung funktionierte besser.

Eine überraschende Erkenntnis war zudem, dass Ballaststoffe auch beim Abnehmen helfen. Sie quellen im Magen auf und sorgen für ein länger anhaltendes Sättigungsgefühl. „Das ist wie ein natürlicher Appetitzügler", erklärte ich, als Thomas sich wunderte, warum er nach seinem neuen Frühstück nicht mehr um 10 Uhr einen Schokoriegel brauchte.

Aber wie so oft im Leben galt auch hier: Des Guten zu viel ist auch nicht gut. Als wir in unserem Enthusiasmus an einem Tag versuchten, unseren Ballaststoffkonsum zu verdreifachen, rächte sich unser Verdauungssystem prompt. Man muss sich langsam herantasten, wurde uns klar. Rom wurde nicht an einem Tag erbaut – und der Darm braucht auch seine Zeit zur Umgewöhnung.

Eine weitere wichtige Erkenntnis: Ballaststoffe brauchen Flüssigkeit, um ihre Arbeit gut zu machen. Das ist wie bei einem trockenen Schwamm. Ohne Wasser kann er nicht richtig putzen. Also genehmigten wir uns täglich mindestens zwei Liter Wasser, womit wir uns noch besser fühlten.

Mit der Zeit wurden wir richtige Ballaststoff-Detektive. Wir lasen Etiketten, verglichen Produkte und wurden immer geschickter darin, gesunde Alternativen zu finden. „Schau mal", rief Thomas eines Tages begeistert im Supermarkt, „diese Bohnen-Pasta hat dreimal so viele Ballaststoffe wie normale Nudeln!"

Besonders spannend fanden wir die Vielfalt an Möglichkeiten, Ballaststoffe in unsere Lieblingsgerichte einzubauen. Chiasamen im Joghurt, gemahlene Leinsamen im Smoothie, Kidneybohnen im Chili – die Möglichkeiten waren endlos. Und das Beste: Es schmeckte sogar!

„Weißt du", sagte Thomas eines Abends, während er sichtlich seine Vollkorn-Lasagne genoss, „ich hätte nie gedacht, dass gesundes Essen so gut schmecken kann." Das war vielleicht die wichtigste Lektion: Ballaststoffreich zu essen bedeutet nicht, sich zu kasteien oder nur noch Körner zu picken.

Nach einigen Wochen war unser Körper an die neue, ballaststoffreichere Ernährung gewöhnt. Wir fühlten uns energiegeladener, waren seltener hungrig und hatten sogar ein paar Kilo verloren – ohne zu hungern oder uns eingeschränkt zu fühlen.

„Es ist eigentlich ganz einfach", resümierte ich eines Abends. „Wir müssen nur zu der Art zurückkehren, wie Menschen früher gegessen haben – weniger verarbeitet, mehr naturbelassen." Thomas nickte. „Ja, und weniger von dem, was in bunten Packungen daherkommt und mehr von dem, was direkt aus der Erde wächst."

Die Ballaststoffe hatten sich von vermeintlichem Ballast zu echten Verbündeten entwickelt. Sie halfen uns nicht nur dabei, gesünder zu essen und abzunehmen, sondern auch ein neues Verständnis für unseren Körper und seine Bedürfnisse zu entwickeln.

„Wer hätte gedacht", scherzte Thomas, „dass der Weg zum Wohlfühlgewicht durch den Darm führt?"

Er hatte Recht. Manchmal sind es die unscheinbaren, unterschätzten Dinge, die den größten Unterschied machen.

Die kleinen Helfer im Darm

„Seit wann isst du verschimmelten Joghurt?", rief Thomas entsetzt, als er mich dabei erwischte, wie ich genüsslich einen Löffel probiotischen Joghurt verspeiste. Ich musste lachen. „Das ist kein Schimmel, das sind gute Bakterien!" Seine skeptische Miene sprach Bände. Wie so viele Menschen hatte auch er Bakterien bisher ausschließlich als Feinde betrachtet. Dabei sind Bakterien, besonders die probiotischen, wahre Alleskönner und unsere engsten Verbündeten im Kampf um eine gesunde Verdauung und ein starkes Immunsystem. Unser Darm beherbergt Billionen dieser mikroskopisch kleinen Helfer, die zusammen unser Mikrobiom bilden – eine Art eigenes Universum in unserem Bauch.

„Stell dir unseren Darm wie eine riesige Stadt vor. Die probiotischen Bakterien sind die fleißigen Einwohner. Sie halten alles am Laufen, produzieren wichtige Substanzen und verteidigen ihr Territorium gegen Eindringlinge." Thomas schaute immer noch skeptisch auf meinen Joghurt. „Und die wohnen da alle drin?"

Die Wahrheit ist, dass diese kleinen Helfer sich von Natur aus in fermentierten Lebensmitteln wie Sauerkraut, Kimchi, Kefir finden und ja, auch in bestimmten Joghurtsorten. Probiotische Lebensmittel unterstützen unsere Darmflora. Sie sind wie die freundliche Verstärkung für unsere vorhandene Darm-Bevölkerung.

Bereits unsere Vorfahren wussten instinktiv um die Bedeutung fermentierter Lebensmittel. Sie nutzten die Fermentation nicht nur zur Haltbarmachung, sondern profitierten auch von den gesundheitlichen Vorteilen. „Deshalb hat Oma immer gesagt, Sauerkraut ist gesund", erinnerte sich Thomas. „Ich dachte immer, das wäre nur so ein Spruch."

Wir begannen, uns intensiver mit dem Thema zu beschäftigen. Dabei lernten wir, dass ein gesundes Mikrobiom nicht nur für die Verdauung wichtig ist. Diese winzigen Bakterien beeinflussen auch unser Immunsystem, unsere Stimmung und sogar unser Gewicht.

„Du meinst, meine Heißhungerattacken könnten etwas mit meiner Darmflora zu tun haben?", fragte Thomas ungläubig.

Genau das war der Fall. Wissenschaftliche Studien zeigen, dass unsere Darmbakterien sogar Einfluss darauf haben, auf welche Lebensmittel wir Appetit haben. „Das ist wie eine bakterielle Demokratie", scherzte ich. „Je nachdem, welche Bakterien in der Mehrheit sind, bestimmen sie mit, wonach uns der Sinn steht."

Also beschlossen wir, unseren inneren Bakterien etwas Gutes zu tun. Wir starteten mit einem selbst gemachten Kefir zum Frühstück. Thomas' erste Reaktion war ... zurückhaltend. „Das schmeckt wie saure Milch", murrte er. Aber nach einigen Tagen gewöhnten wir uns an den Geschmack, und noch wichtiger: Wir fühlten uns tatsächlich besser.

Ermutigt von diesem Erfolg wagten wir uns an weitere fermentierte Lebensmittel. Wir experimentierten mit selbst gemachtem Sauerkraut nach Omas Rezept, entdeckten die koreanische Küche mit ihrem Kimchi und probierten verschiedene probiotische Joghurts. Es war wie eine kulinarische Weltreise, nur mit mehr Bakterien.

Besonders spannend fanden wir die Verbindung zwischen Probiotika und Präbiotika. Wenn Probiotika die guten Bakterien sind, sind Präbiotika sozusagen ihr Futter. Das ist wie bei einem Haustier. Man kann nicht nur das Tier ins Haus holen, man muss es auch füttern. Präbiotika finden sich in vielen Ballaststoffen, besonders in Zwiebeln, Knoblauch, Artischocken und Bananen.

Mit der Zeit entwickelten wir eine regelrechte Strategie für unsere Darmgesundheit. Morgens gab es Kefir mit Haferflocken und Bananen, mittags einen Salat mit fermentiertem Gemüse, und abends achteten wir darauf, präbiotische Lebensmittel einzubauen. „Wir sind wie Bakterien-Gärtner", scherzte Thomas. „Wir pflegen und hegen unseren inneren Garten."

Die Veränderungen kamen langsam, aber stetig. Nach einigen Wochen bemerkten wir, dass unsere Verdauung sich verbesserte, Blähungen und das Völlegefühl verschwand.

Darüber hinaus fühlten wir uns insgesamt energiegeladener. Sogar unsere Heißhungerattacken wurden seltener.

„Vielleicht haben wir endlich die richtigen Bakterien an der Macht", grinste Thomas.

Allerdings lernten wir auch, dass man es nicht übertreiben sollte. Als mein Mann in seinem Enthusiasmus beschloss, an einem Tag sämtliche fermentierte Lebensmittel zu probieren, die er finden konnte, rebellierte sein Darm. „Manchmal ist wohl weniger mehr", stöhnte er. „Auch gute Bakterien brauchen Zeit zum Eingewöhnen."

Ein besonders interessanter Aspekt war die Verbindung zwischen unserer Darmflora und dem Gewicht. Wissenschaftliche Studien zeigen, dass Menschen mit Übergewicht oft eine andere Zusammensetzung ihrer Darmbakterien haben als Normalgewichtige. Das ist wie bei einem Ökosystem. Wenn es aus dem Gleichgewicht gerät, hat das Folgen für den ganzen Körper.

Mit der Zeit wurde der Umgang mit probiotischen Lebensmitteln zu einer selbstverständlichen Routine. Wir lernten, auf unseren Körper zu hören und zu spüren, was ihm gut tat.

„Es ist erstaunlich", meinte Thomas eines Abends, „wie viel Einfluss diese winzigen Lebewesen auf unser Wohlbefinden haben."

Heute sehen wir Bakterien nicht mehr als Feinde, sondern als wertvolle Verbündete auf unserem Weg zu einem gesünderen Leben. Sie sind wie eine gut funktionierende Hausgemeinschaft in unserem Körper. Wenn man sie pflegt und unterstützt, danken sie es einem mit Gesundheit und Wohlbefinden.

„Weißt du", sagte Thomas neulich, während er genüsslich sein selbst gemachtes Kimchi probierte, „vielleicht sollten wir unseren Bakterien Namen geben. Sie sind ja quasi unsere Mitbewohner."

Ich musste lachen, aber er hatte nicht ganz Unrecht. Dennoch, bei bis zu 200 Billionen Bakterien, die sich in unserem Darm tummeln, hätten wir einiges zu tun, allen einen Namen zu geben. Gleichwohl waren diese kleinen Helfer zu einem wichtigen Teil unseres Lebens geworden, auch wenn wir sie nie zu Gesicht bekommen würden.

Auf jeden Fall aber hat uns der Ausflug in die Welt der Probiotika nicht nur gesünder gemacht, sondern auch ein neues Verständnis für die komplexen Zusammenhänge in unserem Körper gegeben.

Und wer weiß – vielleicht verdanken wir unseren kleinen bakteriellen Freunden sogar mehr, als wir ahnen.

Die Wahrheit über Fette

„Wenn Fett dick macht, warum sind dann Avocados gesund?", fragte Thomas eines Abends, während er skeptisch auf seine Portion Guacamole starrte. Eine berechtigte Frage, die uns zu einer spannenden Entdeckungsreise in die Welt der Fette führte. Denn wie wir lernen sollten, ist Fett nicht gleich Fett – und manches, was wir bisher für gesund hielten, war es gar nicht.

Jahrzehntelang wurde uns eingetrichtert, dass Fett der Bösewicht in unserer Ernährung sei. Fettarm war das Zauberwort, und wer abnehmen wollte, verbannte alles Fetthaltige von seinem Teller. Das Ergebnis? Eine Generation von Menschen, die trotz fettarmer Ernährung immer dicker wurde. Irgendetwas konnte da nicht stimmen.

„Stell dir Fette wie verschiedene Familienmitglieder vor", erklärte ich Thomas. „Da gibt es die netten Verwandten, die man gerne zum Essen einlädt, und die anstrengenden, die man besser nur zu besonderen Anlässen trifft." Er grinste. „Und welche sind jetzt die schwarzen Schafe der Familie?"

Die Antwort war komplexer als gedacht. Es gibt gesättigte Fettsäuren, einfach ungesättigte und mehrfach ungesättigte sowie die berüchtigten Transfette. Letztere sind wie der böse Onkel, den man am besten gar nicht erst einlädt – sie entstehen hauptsächlich bei der industriellen Verarbeitung und können unserem Körper echten Schaden zufügen.

„Also sind alle natürlichen Fette gut?", fragte Thomas hoffnungsvoll. Ich sah förmlich, wie über seinem Kopf eine italienische Salami schwebte.

So war es natürlich leider nicht. Auch bei den natürlichen Fetten gibt es Unterschiede. Die gesättigten Fette, die hauptsächlich in tierischen Produkten vorkommen, sollten wir in Maßen genießen. Sie sind wie der Verwandte, der zwar zur Familie gehört, aber nicht täglich zu Besuch kommen muss.

Die Stars unter den Fetten sind die ungesättigten Fettsäuren. Sie finden sich in Olivenöl, Nüssen, Avocados und fettem Fisch.

Das sind quasi die Verwandten, die immer gute Laune mitbringen und von denen man nie genug bekommen kann. Diese Fette unterstützen unser Herz-Kreislauf-System, helfen bei der Aufnahme von Vitaminen und können uns sogar beim Abnehmen unterstützen.

Besonders spannend fanden wir die Geschichte der Omega-3-Fettsäuren. Diese mehrfach ungesättigten Fette sind wie die weisen Großeltern der Fettsäuren-Familie – sie haben einen positiven Einfluss auf so ziemlich alles: Gehirn, Herz, Entzündungsprozesse im Körper.

„Deshalb soll man also Lachs essen", begriff Thomas. „Und ich dachte immer, das wäre nur so ein Trend."

Wir begannen, unsere Küche umzukrempeln. Das alte Margarine-Töpfchen (voll mit Transfetten) wurde durch hochwertige Lein- und Olivenöle ersetzt. Nüsse und Samen wurden unsere neuen Snack-Favoriten. Und ja, auch Avocados fanden ihren festen Platz in unserem Speiseplan.

„Ich hätte nie gedacht, dass ich mal freiwillig grünes Fett esse", scherzte Thomas.

Eine besondere Überraschung war die Erkenntnis, dass fettreiches Essen tatsächlich beim Abnehmen helfen kann. Gute Fette machen länger satt, bremsen den Blutzuckerspiegel und verhindern Heißhungerattacken. „Sie sind wie ein natürlicher Appetitzügler", freute sich Thomas, als er merkte, dass er nach seinem Avocado-Vollkorn-Toast deutlich weniger Verlangen nach Süßigkeiten hatte.

Allerdings mussten wir auch lernen, dass mehr nicht automatisch besser ist. Auch gesunde Fette haben ordentlich Kalorien.

„Das ist wie bei den netten Verwandten", erklärte ich. „Man freut sich, wenn sie da sind, aber irgendwann ist auch mal gut."

Ein Löffel Olivenöl über den Salat – prima. Die halbe Flasche – keine so gute Idee.

Besonders interessant fanden wir die Rolle der Fette bei der Aufnahme von Vitaminen.

Einige Vitamine sind fettlöslich, das heißt, ohne Fett kann unser Körper sie nicht richtig verwerten.

„Also war der fettfreie Salat mit fettfreiem Dressing eigentlich Vitaminverschwendung?", fragte Thomas ungläubig. Genau das war der Fall.

Mit der Zeit entwickelten wir ein gutes Gespür dafür, welche Fette uns gut tun. Wir lernten, Etiketten zu lesen und die versteckten Transfette in verarbeiteten Lebensmitteln zu entlarven.

Eine wichtige Erkenntnis war auch die Bedeutung der Zubereitung. Hochwertiges Olivenöl sollte man nicht zu stark erhitzen und Leinöl eignet sich sogar nur für die kalte Küche. Kokosöl hingegen ist perfekt zum Braten. „Das ist wie bei Menschen", philosophierte Thomas. „Manche vertragen Hitze besser als andere."

Nach einigen Wochen bemerkten wir die ersten positiven Veränderungen. Unsere Haut wurde besser, wir fühlten uns satter nach den Mahlzeiten, und die Heißhungerattacken wurden seltener. Sogar unsere Gelenke fühlten sich geschmeidiger an – kein Wunder, denn gute Fette haben auch eine entzündungshemmende Wirkung.

„Weißt du", sagte mein Mann eines Abends, während er genüsslich seine selbst gemachte Nuss-Avocado-Creme probierte, „ich glaube, wir haben die Fette zu lange zu Unrecht verteufelt." Er hatte Recht. Wie so oft im Leben kommt es nicht darauf an, etwas komplett zu vermeiden, sondern die richtigen Entscheidungen zu treffen.

Heute sehen wir Fette nicht mehr als Feinde, sondern als wichtige Verbündete auf unserem Weg zu einem gesünderen Leben. Sie sind wie ein gut funktionierendes Team – man muss nur wissen, wen man ins Boot holt und wen man besser draußen lässt.

Das Beste ist zudem, dass gesundes Fett auch noch richtig gut schmecken kann. Gesunde Ernährung muss nicht nach Verzicht schmecken. Mit den richtigen Fetten wird jede Mahlzeit zu einem Genuss – ganz ohne schlechtes Gewissen.

Power aus Pflanzen

„Sandra, du willst doch nicht etwa mein Steak durch Bohnen ersetzen?", fragte Thomas mit einem leicht panischen Unterton in der Stimme, als er mich dabei erwischte, wie ich verschiedene Hülsenfrüchte in unsere Vorratskammer einsortierte. Seine Sorge war unbegründet, aber sie zeigte mir, wie tief verwurzelt die Vorstellung ist, dass echtes Protein nur von Tieren kommen kann.

Dabei ist die Welt der pflanzlichen Proteine faszinierend vielfältig und überraschend kraftvoll. Unsere Vorfahren wussten das übrigens schon lange. Viele traditionelle Gerichte kombinieren Hülsenfrüchte mit Getreide, um eine optimale Proteinversorgung zu gewährleisten. Erbsen, Bohnen, Linsen und Reis sind also keine Notlösung. Ganz im Gegenteil. Pflanzliche Proteinquellen sind wahre Alleskönner. Sie liefern nicht nur Eiweiß, sondern auch Ballaststoffe, Mineralstoffe und sekundäre Pflanzenstoffe.

„Das ist wie ein Komplettpaket", erklärte ich. „Du bekommst nicht nur den Muskelaufbau, sondern auch noch eine Portion Gesundheit dazu."

Wir begannen, uns durch die verschiedenen Möglichkeiten zu probieren. Linsen in allen Farben, Kichererbsen, schwarze Bohnen, Quinoa, Haferflocken – die Auswahl war riesig. „Das ist ja wie ein botanischer Garten auf dem Teller", staunte Thomas, als ich ihm eine bunte Bowl mit verschiedenen pflanzlichen Proteinquellen servierte.

Besonders faszinierend fanden wir die Kombination mehrerer Proteinquellen. Wie bei einem Puzzle ergänzen sich verschiedene pflanzliche Proteine gegenseitig und bilden zusammen ein vollständiges Profil. Das ist auch der Grund, warum traditionelle Gerichte wie mexikanische Bohnen mit Mais oder indisches Dahl mit Reis so genial sind.

Mein Mann Thomas war anfangs skeptisch, ob pflanzliche Proteine wirklich satt machen können. Aber schon nach der ersten Woche musste er zugeben, dass seine neue Mittagspause mit Kichererbsen-

Curry deutlich weniger Nachmittagshunger verursachte als sein früheres Schnitzel. „Vielleicht liegt es an den Ballaststoffen", überlegte er. „Die halten einfach länger vor."

Ein besonderer Durchbruch war die Entdeckung von Tempeh und Tofu. „Das sieht aus wie ein Mauerstein", meinte Thomas skeptisch, als er zum ersten Mal einen Block Tofu sah. Aber nachdem wir gelernt hatten, diese Soja-Produkte richtig zuzubereiten, wurden sie zu echten Favoriten. Man kann sie zudem mit allen möglichen Gewürzen und Marinaden zum Leben erwecken.

Die größte Überraschung war vielleicht, wie vielseitig pflanzliche Proteine sein können. Aus Kichererbsen machten wir nicht nur Hummus, sondern auch knusprige Snacks und sogar Mehl für proteinreiche Pfannkuchen. Linsen verwandelten sich in Aufstriche, Bratlinge und Suppen.

„Das ist ja wie Zauberei", staunte Thomas, als ich ihm einen saftigen Burger aus schwarzen Bohnen servierte.

Wir lernten auch, dass nicht alle pflanzlichen Proteine gleich sind. Einige, wie Quinoa und Soja, enthalten alle essentiellen Aminosäuren. Sie sind sozusagen die Überflieger unter den pflanzlichen Proteinen. Andere ergänzen sich gegenseitig und sollten kombiniert werden. Wie bei einem Orchester, wo jedes Instrument seine Rolle hat und erst das Zusammenspiel die beste Musik entstehen lässt.

Mit der Zeit entwickelten wir regelrechte Strategien, um mehr pflanzliche Proteine in unseren Alltag zu integrieren. Smoothies bekamen einen Schuss Hanfprotein, ins Müsli kamen Kürbiskerne und Chiasamen, und selbst unsere Nachspeisen wurden protein-optimiert – mit Pudding aus Seidentofu oder Mousse aus schwarzen Bohnen.

„Weißt du, was das Beste ist?", fragte Thomas eines Abends, während er genüsslich seinen Linsen-Shepherd's-Pie verspeiste. „Ich fühle mich nach diesen Mahlzeiten nicht mehr so schwer und müde wie früher nach einem großen Stück Fleisch."

Das ist in der Tat einer der vielen Vorteile pflanzlicher Proteine – sie sind leichter verdaulich und belasten den Körper weniger.

Auch unsere Geldbörse freute sich über die neue Ernährungsweise. Hülsenfrüchte & Co. sind deutlich günstiger als Fleisch, besonders wenn man sie getrocknet kauft. Das ist wie eine Win-win-Situation: Gesund für uns und gut für den Geldbeutel.

Ein weiterer positiver Nebeneffekt ist, dass unser ökologischer Fußabdruck kleiner wurde. Pflanzliche Proteine benötigen weniger Ressourcen in der Produktion als tierische. „Wer hätte gedacht, dass man mit Bohnen die Welt retten kann?", scherzte Thomas, als wir darüber sprachen.

Natürlich gab es auch Herausforderungen. Die Umstellung brauchte Zeit, und nicht jedes Experiment gelang auf Anhieb.

„Erinnerst du dich an meinen ersten Versuch, Tofu zu braten?", fragte ich meinen Mann. „Das war mehr Scrambled Irgendwas als Tofu-Steak."

Aber mit jedem Versuch wurden wir besser und sicherer im Umgang mit den pflanzlichen Proteinen. Heute ist pflanzliches Eiweiß ein selbstverständlicher Teil unserer Ernährung. Nicht als Ersatz für alles Tierische, sondern als wertvolle Ergänzung und häufig sogar als erste Wahl. Es ist wie eine Entdeckungsreise. Man muss nur offen sein für neue Geschmackserlebnisse.

Die wichtigste Erkenntnis war vielleicht, dass man keine radikalen Änderungen vornehmen muss. Kleine Schritte, mehr pflanzliche Proteine in den Alltag zu integrieren, können bereits einen großen Unterschied machen. Es geht nicht um alles oder nichts. Es geht darum, bewusster zu wählen und neue Möglichkeiten zu entdecken.

Und so wurde aus dem anfänglichen Skeptiker Thomas ein echter Fan pflanzlicher Proteine. Nicht weil er musste, sondern weil er die Vorteile am eigenen Leib spürte. „Wer hätte gedacht", schmunzelte er neulich, „dass ich mal Linsen-Lasagne meinem Lieblings-Fleischgericht vorziehen würde?"

Die Magie der Gewürze

„Das schmeckt ja wie Medizin!", rief Thomas, als er zum ersten Mal meinen Kurkuma-Ingwer-Tee probierte. Seine Reaktion war verständlich. Tatsächlich waren viele Gewürze ursprünglich Heilmittel, bevor sie ihren Weg in unsere Küchen fanden. Was wir damals noch nicht ahnten: Diese kleinen, unscheinbaren Pulver und Kräuter würden unsere Ernährungsumstellung revolutionieren.

Unsere Reise in die Welt der Gewürze begann eigentlich aus der Not heraus. Nachdem wir unsere Ernährung umgestellt hatten, vermissten wir anfangs den intensiven Geschmack unserer alten Lieblingsgerichte. „Gesundes Essen muss ja nicht nach Krankenhaus schmecken", murrte Thomas eines Abends über seinem dampfenden Gemüseteller.

Das war der Moment, in dem wir beschlossen, uns intensiver mit Gewürzen zu beschäftigen. Was wir dabei lernten, war geradezu revolutionär. Gewürze sind nicht nur Geschmacksgeber, sondern wahre Gesundheitsbooster. Zimt zum Beispiel kann den Blutzuckerspiegel regulieren, Kurkuma wirkt entzündungshemmend, und Ingwer unterstützt die Verdauung.

„Das ist ja wie eine Apotheke in der Küche", staunte Thomas, als ich ihm die verschiedenen gesundheitlichen Vorteile der einzelnen Gewürze anpries. Wir begannen, systematisch zu experimentieren. Unser Gewürzregal verwandelte sich in ein kleines Labor, in dem wir verschiedene Kombinationen testeten und neue Geschmacksrichtungen entdeckten.

Besonders faszinierend fanden wir die Gewürzmischungen verschiedener Kulturen. Indisches Garam Masala, marokkanisches Ras el Hanout, äthiopische Berbere – jede Mischung erzählte ihre eigene Geschichte und brachte nicht nur Geschmack, sondern auch gesundheitliche Vorteile mit sich. „Das ist wie eine kulinarische Weltreise", meinte Thomas begeistert, während er an unserem selbst gemachten Curry schnupperte.

Wir lernten auch, dass der richtige Zeitpunkt der Gewürzzugabe entscheidend ist. Manche Gewürze entfalten ihr Aroma am besten, wenn man sie kurz in Öl anschwitzt, andere sollte man erst am Ende der Garzeit zugeben. Wie bei einem Orchester, wo jedes Instrument seinen perfekten Einsatz hat.

Eine besondere Entdeckung waren die thermogenen Gewürze wie Chili, Pfeffer und Ingwer. Sie können den Stoffwechsel ankurbeln und beim Abnehmen helfen. „Du meinst, ich kann mir das Essen scharf würzen und nehme dabei ab?", fragte Thomas ungläubig.

Nun ja, ganz so einfach war es nicht, aber ein bisschen Wahrheit steckte darin.

Auch die antioxidative Wirkung vieler Gewürze faszinierte uns. Oregano, Thymian und Rosmarin enthalten mehr Antioxidantien als manches Superfood. „Und ich dachte immer, das wären einfach nur Kräuter für die Pizza", grinste mein Mann, während er unseren selbst gemachten Kräuterquark probierte.

Ein besonderer Durchbruch war die Erkenntnis, dass Gewürze helfen können, Salz und Zucker zu reduzieren. Zimt und Vanille bringen natürliche Süße in Gerichte, während Gewürze wie Knoblauch, Zwiebelpulver und Kräuter den Salzbedarf deutlich senken können. Wie ein natürlicher Geschmacksverstärker.

Mit der Zeit entwickelten wir unsere eigenen Gewürzmischungen. Ein Gläschen für Gemüse, eines für Salate, eines für Suppen.

„Wir sind wie Alchemisten", scherzte Thomas, während er verschiedene Gewürze für unsere neueste Kreation abwog. Und tatsächlich fühlte es sich manchmal wie Magie an, wie ein paar Prisen von diesem oder jenem ein Gericht komplett verwandeln konnten.

Besonders spannend fanden wir die Kombination von Gewürzen und Heilkräutern. Salbeitee bei Halsweh, Fenchel für die Verdauung, Kurkuma-Latte bei Gelenkschmerzen – unsere Küche wurde zur Hausapotheke.

„Aber es schmeckt definitiv besser als echte Medizin", betonte Thomas, der mittlerweile seinen morgendlichen Kurkuma-Ingwer-Tee regelrecht vermisste, wenn er mal darauf verzichten musste.

Wir lernten auch, dass frische Kräuter oft noch intensiver wirken als getrocknete. Also legten wir uns einen kleinen Kräutergarten auf der Fensterbank an. Basilikum, Petersilie, Thymian und Minze – unsere grüne Apotheke wuchs und gedieh. Wie ein kleiner Dschungel, den man essen kann.

Eine wichtige Erkenntnis war auch die richtige Lagerung der Gewürze. Licht, Luft und Feuchtigkeit sind ihre größten Feinde. Also investierten wir in luftdichte, dunkle Gläser und erneuerten unsere Gewürze regelmäßig. Das ist wie bei einem guten Wein, wo auch die Qualität den Unterschied macht.

Mit der Zeit wurde das Würzen zu einer Art Meditation. Wir lernten, auf unseren Geschmack zu vertrauen und mutig zu experimentieren. „Weißt du noch, wie wir früher einfach fertige Würzmischungen gekauft haben?", fragte ich meinen Mann. „Jetzt wissen wir endlich, was wirklich drin ist in unserem Essen."

Die Gewürze veränderten nicht nur den Geschmack unserer Mahlzeiten, sondern auch unsere Einstellung zum Kochen. Es war nicht mehr nur Nahrungszubereitung, sondern wurde zu einer kreativen, fast schon therapeutischen Tätigkeit. Wie Malen, nur dass man das Kunstwerk nachher essen konnte.

Heute ist das Gewürzregal der Stolz unserer Küche. Jedes Gläschen erzählt eine Geschichte, jede Mischung hat ihren eigenen Charakter. Und das Beste: Gesundes Essen ist alles andere als langweilig. Es kommt aber darauf an, die richtigen Gewürze zu kennen.

Die wichtigste Erkenntnis war dabei vielleicht, dass Gewürze mehr sind als nur Geschmacksgeber. Sie sind kleine Heiler, Stimmungsaufheller und Stoffwechselbooster in einem.

„Wer hätte gedacht", sagte Thomas neulich, während er unseren selbst gemischten Gewürztee trank, „dass diese kleinen Pulver unser Leben so verändern würden?"

Und er hatte Recht. Die Gewürze hatten nicht nur unsere Mahlzeiten bereichert, sondern auch unsere Einstellung zu Gesundheit und Ernährung. Sie hatten uns gelehrt, dass Medizin nicht immer bitter schmecken muss und dass gesundes Essen ein Fest für alle Sinne sein kann.

„Vielleicht", überlegte ich eines Abends, während ich genüsslich an meinem Chai-Latte nippte, „ist das der eigentliche Zauber der Gewürze. Sie machen aus Notwendigkeit Genuss, aus Pflicht Vergnügen."

Und genau das war es, was die kleinen, unscheinbaren Pulver und Kräuter für uns getan hatten: Sie hatten unsere Ernährungsumstellung von einer Pflichtübung in ein kulinarisches Abenteuer verwandelt.

Prost mit Bedacht

„Muss ich jetzt wirklich auf mein Feierabendbier verzichten?", fragte Thomas mit einem Gesichtsausdruck, als hätte ich ihm gerade vorgeschlagen, seinen Lieblingspullover zu verbrennen. Wir saßen an einem Freitagabend in unserem Garten, und ich hatte gerade das heikle Thema Alkohol und Kalorien angesprochen.

Die Frage war berechtigt, denn Alkohol gehört für viele von uns zum sozialen Leben wie das Salz in der Suppe. Ein Gläschen Wein zum Essen, ein Bier mit Freunden, der Sekt zum Anstoßen — all diese kleinen Rituale waren fest in unserem Alltag verankert. Aber wenn man abnehmen möchte, kommt man um das Thema Alkohol nicht herum.

„Weißt du eigentlich, wie viele Kalorien in deinem Lieblingsbier stecken?", fragte ich Thomas vorsichtig. Er schüttelte den Kopf. Die Wahrheit ist: Alkohol ist ein echter Kalorienbomber. Mit sieben Kalorien pro Gramm liegt er fast gleichauf mit Fett, das neun Kalorien pro Gramm hat. Und das ist nur der Alkohol selbst — die zusätzlichen Kalorien durch Zucker in Mixgetränken oder Kohlenhydrate im Bier kommen noch obendrauf.

„Das ist ja wie ein komplettes Abendessen in flüssiger Form", stöhnte Thomas, als ich ihm vorrechnete, dass ein abendliches Sixpack Bier so viele Kalorien hatte wie eine große Portion Spaghetti Carbonara, inklusive ein Stück Tiramisu als Dessert. Aber es war nicht nur die Kalorienmenge, die Alkohol zum Problemfall macht.

Das wirklich Tückische am Alkohol ist seine Wirkung auf unseren Stoffwechsel. „Stell dir vor, dein Körper ist wie eine Fabrik", erklärte ich. „Wenn Alkohol reinkommt, stellt er alle anderen Arbeiten ein und konzentriert sich nur darauf, den Alkohol abzubauen." Das bedeutet: Die Fettverbrennung wird praktisch auf Null heruntergefahren.

Noch schlimmer: Alkohol macht hungrig. „Deswegen hatte ich also immer so einen Heißhunger auf Döner nach dem Kneipenabend!", rief Thomas aus.

Genau. Alkohol senkt den Blutzuckerspiegel und lässt uns nach kalorienreichen, fettigen Speisen gieren. Und in diesem Zustand treffen wir selten die besten Entscheidungen.

Aber es gab noch mehr zu entdecken. Alkohol beeinträchtigt auch unseren Schlaf, und schlechter Schlaf führt zu vermehrtem Hungergefühl am nächsten Tag. Das erklärt auch den Frühstückshunger nach durchzechten Nächten. Ein Teufelskreis aus zu vielen Kalorien und schlechter Regeneration.

„Müssen wir jetzt komplett auf Alkohol verzichten?", fragte mein Mann besorgt. Die gute Nachricht war: Nein, müssen wir nicht. Es geht wie so oft um das richtige Maß und kluge Entscheidungen. Ein Glas Rotwein hat zum Beispiel weniger Kalorien als ein Cocktail, und ein kleines Bier ist besser als ein Six-Pack.

Wir begannen, Strategien zu entwickeln. Für Partys nahmen wir uns vor, zwischen alkoholischen Getränken immer ein Glas Wasser zu trinken. Das half nicht nur beim Kaloriensparen, sondern auch gegen den Kater am nächsten Tag. „Und es sieht auch noch gesellig aus", freute sich Thomas, als er sein Wasserglas mit einer Zitronenscheibe dekorierte.

Eine weitere Entdeckung waren die alkoholfreien Alternativen. Die Auswahl war überraschend groß und die Qualität besser als erwartet. Alkoholfreies Bier kann heute tatsächlich nach echtem Bier schmecken, wie wir selbst feststellen durften. Auch bei Cocktails wurden wir kreativ und mixten uns erfrischende Drinks ohne Alkohol.

Besonders interessant war die Erkenntnis, wie sehr Alkohol unsere Motivation beim Abnehmen beeinflussen kann. Nicht nur wegen der Kalorien, sondern auch wegen der „Mir-ist-alles-egal"-Stimmung, die er verursacht. So wird der Ernährungsplan oft bereits nach zwei Bier über den Haufen geworfen.

Wir lernten auch, soziale Situationen anders zu handhaben. Statt „Lass uns einen trinken gehen" einigten wir uns nun immer öfter auf „Lass uns spazieren gehen".

Das sparte nicht nur Kalorien, sondern machte unsere Feierabende oft sogar interessanter.

Die größte Überraschung war vielleicht, wie sich unser Geschmack veränderte. Nach einigen Wochen mit deutlich reduziertem Alkoholkonsum schmeckten uns viele Getränke plötzlich zu süß oder zu alkoholisch. Im Prinzip ist es also wie bei Zucker – je weniger man konsumiert, desto weniger vermisst man es.

Auch unsere Energielevel veränderten sich. Ohne die alkoholbedingten Schlafstörungen waren wir morgens fitter, und ohne die zusätzlichen Kalorien purzelten die Pfunde.

„Ich hätte nie gedacht, dass der Verzicht auf mein Feierabendbier so einen Unterschied macht", staunte Thomas.

Ein wichtiger Aspekt war auch die Planung. Wenn wir wussten, dass am Wochenende eine Feier anstand, berücksichtigten wir das in unserem Kalorienbudget. „Das ist wie beim Sparen", erklärte ich. „Wenn man weiß, dass eine größere Ausgabe kommt, kann man sich darauf vorbereiten."

Besonders clever fand ich Thomas' Idee, die gesparten „Bierkalorien" in eine Liste einzutragen. Nach einem Monat rechnete er aus, wie viele Kalorien er eingespart hatte – es war genug für mehrere Kilo Gewichtsverlust.

Mit der Zeit entwickelten wir ein entspannteres Verhältnis zum Thema Alkohol. Wir verbannten ihn nicht komplett aus unserem Leben, aber wir gingen bewusster damit um. Es ist wie bei allem anderen auch: Es geht nicht um Verzicht, sondern um cleveren Genuss.

Die wichtigste Erkenntnis war vielleicht, dass Alkohol oft mehr eine Gewohnheit als ein echtes Bedürfnis ist. Viele Situationen, in denen wir früher automatisch zum Glas gegriffen hätten, meisterten wir jetzt auch ohne. Und oft fühlten wir uns dadurch sogar besser.

„Weißt du was?", sagte Thomas eines Abends, während er an seinem alkoholfreien Mojito nippte. „Ich glaube, das mit dem Alkohol ist wie mit vielem beim Abnehmen – es geht nicht um Verbote, sondern um bewusste Entscheidungen."

Und damit hatte er den Nagel auf den Kopf getroffen. Heute ist Alkohol für uns kein Tabuthema mehr, sondern etwas, das wir bewusst und in Maßen genießen. Wir wissen um seine Kalorien und seine Wirkung auf unseren Körper. Aber wir wissen auch, dass ein gelegentliches Glas Wein zum Leben dazugehören kann – solange wir die Balance finden und behalten.

„Prost!", sagte Thomas an diesem Abend und hob sein Glas. „Auf die klugen Entscheidungen!"

Ich stieß mit ihm an und dachte mir, dass manchmal die klügste Entscheidung darin besteht, nicht alles zu verbieten, sondern zu lernen, maßvoll und bewusst mit den Dingen umzugehen, die uns Freude bereiten.

Wie viele Kalorien brauchen wir wirklich?

„Ich verstehe das nicht", seufzte mein Mann, während er ratlos auf seinen Taschenrechner starrte. „Laut diesem Online-Rechner brauche ich 2500 Kalorien am Tag, laut einem anderen 2100, und meine Fitness-App sagt sogar 2800. Was stimmt denn nun?"
Eine berechtigte Frage, die uns zu einer spannenden Entdeckungsreise in die Welt der Kalorienberechnung führte.

Der tägliche Kalorienbedarf ist wie ein persönlicher Fingerabdruck – einzigartig für jeden Menschen und abhängig von vielen verschiedenen Faktoren.

„Stell dir deinen Körper wie ein Auto vor", erklärte ich. „Ein großer SUV braucht mehr Treibstoff als ein kleiner Stadtflitzer. Und wenn du damit Rennen fährst, verbrauchst du mehr als beim gemütlichen Cruisen."

Zunächst mussten wir also verstehen, wie sich unser Kalorienbedarf überhaupt zusammensetzt. Da ist zunächst der Grundumsatz – die Energie, die unser Körper braucht, um seine Grundfunktionen aufrechtzuerhalten, selbst wenn wir den ganzen Tag im Bett liegen würden. Also im Prinzip genau wie der Leerlauf beim Auto.

Dieser Grundumsatz wird von verschiedenen Faktoren beeinflusst: Größe, Gewicht, Alter, Geschlecht und – besonders wichtig – die Muskelmasse. Deswegen können zwei Menschen mit gleichem Gewicht auch einen völlig unterschiedlichen Kalorienbedarf haben. Muskeln wirken dabei wie kleine Kraftwerke, die auch in Ruhe Energie verbrauchen.

Dann kommt der Leistungsumsatz dazu, also die zusätzliche Energie, die wir durch Bewegung und Aktivität verbrauchen. Das erklärt auch, warum man an Bürotagen weniger Hunger hat als nach dem Sport. Auch hier gibt es große individuelle Unterschiede: Ein Bauarbeiter benötigt naturgemäß mehr Kalorien als ein Büroangestellter.

Hinzu kommt die thermische Wirkung der Nahrung. So verbraucht unser Körper auch Energie, um Nahrung zu verdauen und zu verwerten.

Das ist wie die Verarbeitungsgebühr bei einer Überweisung – ein kleiner Teil geht für den Prozess selbst drauf.

Besonders spannend fanden wir die Erkenntnis, dass verschiedene Nährstoffe unterschiedlich viel Energie für ihre Verarbeitung benötigen. Protein hat zum Beispiel einen höheren thermischen Effekt als Fett. Der Körper verbraucht also mehr Energie bei der Verdauung.

Wir begannen, unseren individuellen Kalorienbedarf genauer zu ermitteln. Statt uns blind auf Online-Rechner zu verlassen, führten wir zwei Wochen lang ein detailliertes Ernährungstagebuch. Wir notierten alles, was wir aßen, und beobachteten, wie sich unser Gewicht entwickelte. Das mutete bald an wie eine wissenschaftliche Studie mit uns als Versuchskaninchen.

Eine wichtige Erkenntnis war, dass der Kalorienbedarf nicht statisch ist. Er verändert sich mit unserem Aktivitätslevel, unserem Gewicht und sogar mit der Jahreszeit. Im Winter braucht der Körper mehr Energie zum Warmhalten – wie die Heizung eines Hauses. Je kälter es draußen ist, desto mehr muss sie arbeiten.

Auch Stress und Schlafmangel spielen eine Rolle. Bei Stress produziert unser Körper vermehrt Cortisol, was den Stoffwechsel beeinflussen kann. Das erklärt auch, warum man in stressigen Phasen zunehmen kann, obwohl man eigentlich vielleicht sogar weniger isst. Schlafmangel wiederum kann unseren Hormonspiegel durcheinanderbringen und zu vermehrtem Hungergefühl führen.

Eine besondere Herausforderung war die Berechnung des Kalorienbedarfs beim Sport. Nicht jede Sportart verbraucht gleich viele Kalorien, und die Angaben auf Fitnessgeräten sind oft ungenau. Das ist vergleichbar mit den Verbrauchsangaben von Autos. Die Werksangaben stimmen selten mit dem realen Verbrauch überein.

Wir lernten auch, dass eine zu drastische Kalorienreduktion nach hinten losgehen kann. Wenn wir zu wenig essen, fährt unser Körper den Stoffwechsel herunter.

„Deswegen haben also alle Crash-Diäten nicht funktioniert", begriff Thomas. „Der Körper geht auf Sparflamme und speichert jede Kalorie."

Besonders interessant fanden wir den Zusammenhang zwischen Muskelmasse und Kalorienbedarf. Je mehr Muskeln wir haben, desto höher ist unser Grundumsatz. „Das ist wie ein Upgrade des Motors", meinte Thomas begeistert und beschloss prompt, mehr Krafttraining zu machen.

Mit der Zeit entwickelten wir ein gutes Gefühl dafür, wie viele Kalorien wir wirklich brauchten. Wir lernten, auf unseren Körper zu hören und die Signale für Hunger und Sättigung besser zu deuten. „Es ist wie eine neue Sprache lernen", sagte mein Mann. „Am Anfang versteht man nur Bahnhof, aber irgendwann macht alles Sinn."

Auch die Verteilung der Kalorien über den Tag erwies sich als wichtig. Ein großes Frühstück, ein ordentliches Mittagessen und ein leichteres Abendessen funktionierten für uns am besten.

Die größte Überraschung war vielleicht, wie individuell der Kalorienbedarf tatsächlich ist. Zwei Menschen mit scheinbar gleichen Voraussetzungen können einen völlig unterschiedlichen Bedarf haben. Das erklärt auch, warum die gleiche Diät nicht bei allen funktioniert.

Heute wissen wir, dass die Berechnung des Kalorienbedarfs keine exakte Wissenschaft ist, sondern eher eine Kunst – eine Mischung aus Zahlen, Beobachtung und Erfahrung. Es ist wie das Einstellen eines Instruments. Man braucht ein grobes Raster, aber die Feinabstimmung macht man nach Gehör.

„Weißt du was?", sagte mein Mann eines Abends, während er seine Tageskalorienbilanz in seine App eintrug. „Ich glaube, der wichtigste Kalorienzähler sitzt hier oben." Er tippte sich an die Stirn. Und damit hatte er den Kern der Sache getroffen. Es geht nicht darum, sich sklavisch an Zahlen zu halten, sondern ein Verständnis für den eigenen Körper und seine Bedürfnisse zu entwickeln.

Die Magie der Zahlen liegt nicht in ihrer absoluten Genauigkeit, sondern darin, dass sie uns helfen, bewusstere Entscheidungen zu treffen. Sie sind wie ein Kompass – sie zeigen die Richtung an, aber den Weg müssen wir selbst finden.

Die Kunst der Esspause

„Du willst mir erzählen, dass ich abnehmen kann, indem ich einfach ... nicht frühstücke?", fragte Thomas ungläubig, als ich ihm vom Intervallfasten erzählte. Seine Skepsis war verständlich. Jahrzehntelang wurde uns eingetrichtert, dass Frühstück die wichtigste Mahlzeit des Tages sei und häufige, kleine Mahlzeiten den Stoffwechsel ankurbeln würden.

Die Wahrheit ist: Unser Körper ist ein Meister der Anpassung, und manchmal ist weniger tatsächlich mehr. „Denk mal an unsere Vorfahren", erklärte ich meinem Mann. „Die hatten auch keine Snackautomaten und Kühlschränke. Die mussten mit Phasen des Überflusses und des Mangels zurechtkommen."

Und genau diese natürlichen Rhythmen macht sich das Intervallfasten zunutze. Das Prinzip ist eigentlich ganz einfach: Man teilt den Tag in Phasen des Essens und des Fastens ein. Die bekannteste Methode ist die 16:8-Regel – 16 Stunden fasten, 8 Stunden essen. Das klingt tatsächlich nach einer sehr langen Zeit ohne Essen. Aber wenn man bedenkt, dass ein großer Teil der Fastenzeit im Schlaf stattfindet, wird es schon realistischer.

„Stell dir deinen Körper wie eine Firma vor", erklärte ich. „Wenn ständig neue Aufträge (sprich: Essen) reinkommen, kommt er gar nicht dazu, aufzuräumen und die Lager (Fettdepots) abzubauen. Die Fastenphasen sind wie Betriebsferien – Zeit für Wartung und Aufräumarbeiten."

Was im Körper während des Fastens passiert, ist faszinierend. Nach etwa 12 Stunden ohne Nahrung schaltet er von der Verbrennung von Zucker auf die Verwertung von Fettreserven um. Das ist wie beim Auto. Wenn der normale Treibstoff alle ist, greift unser Körper auf die Reserve zurück.

Aber es geht nicht nur ums Abnehmen. Intervallfasten kann auch positive Auswirkungen auf unseren Stoffwechsel, das Immunsystem und sogar die geistige Leistungsfähigkeit haben.

„In der Fastenphase ist das Gehirn besonders wach", erklärte ich. „Evolutionär macht das Sinn – wer hungrig ist, muss besonders clever sein, um an Nahrung zu kommen."

Wir beschlossen, es selbst auszuprobieren. Thomas entschied sich für die 16:8-Methode und verzichtete fortan auf das Frühstück. Seine erste Mahlzeit nahm er um 12 Uhr ein, die letzte um 20 Uhr. Die ersten Tage waren hart. Aber dann wurde es überraschend einfach.

Eine wichtige Erkenntnis war, dass Hunger oft wie Wellen kommt und geht. Wenn man den ersten Hungerschub übersteht, wird es leichter. Wir lernten auch, echten Hunger von Appetit oder Langeweile zu unterscheiden. Es war wie ein sechster Sinn, den wir erst entwickeln mussten.

Besonders interessant war die Beobachtung, wie sich unser Verhältnis zu Essen veränderte. Die Mahlzeiten wurden bewusster, genussvoller. Wenn man nur ein bestimmtes Zeitfenster hat, denkt man mehr darüber nach, was man isst. Die Qualität wird dann wichtiger als die Quantität.

Eine Herausforderung war das soziale Umfeld. Nicht alle verstanden, warum wir plötzlich das Frühstück ausließen oder abends früher mit dem Essen aufhörten. „Das ist wie beim Alkoholverzicht", seufzte Thomas. „Man muss sich ständig rechtfertigen."

Aber mit der Zeit fanden wir Wege, unseren Rhythmus mit dem sozialen Leben zu vereinbaren.

Auch der Sport musste neu geplant werden. Thomas stellte fest, dass ihm Training am späten Vormittag, kurz vor der ersten Mahlzeit, am besten bekam. Es war wie ein natürlicher Energieschub. Der Körper mobilisierte seine letzten Reserven, und danach schmeckte das Essen in der Tat besonders gut.

Die Getränke spielten dabei eine wichtige Rolle. Während der Fastenphase waren Wasser, ungesüßter Tee und schwarzer Kaffee erlaubt. Das war wie eine Überbrückungshilfe. Man hatte etwas im Magen, ohne das Fasten zu brechen.

Besonders der Kaffee erwies sich als hilfreich, da er den Appetit dämpfte und den Stoffwechsel ankurbelte.

Mit der Zeit entwickelten wir verschiedene Strategien, um die Fastenphasen angenehmer zu gestalten. Ablenkung durch Arbeit oder Hobbys half gegen aufkommenden Hunger. Auch die richtige Zusammensetzung der Mahlzeiten war wichtig: Protein- und ballaststoffreich hielt länger satt.

Eine überraschende Entdeckung war die gesteigerte Produktivität in den Morgenstunden. „Ohne das schwere Frühstück im Magen bin ich viel wacher", stellte Thomas fest. Die gefürchtete Nachmittagsmüdigkeit wurde ebenfalls weniger, da der Körper keine Energie für die Verdauung aufwenden musste.

Wir lernten auch, flexibel mit dem System umzugehen. An manchen Tagen, wie bei Familienfeiern oder im Urlaub, passten wir die Zeiten an oder setzten das Fasten ganz aus. Es war wie eine Art Werkzeug: Man benutzt es, wenn es sinnvoll ist, und legt es beiseite, wenn nicht.

Die Ergebnisse waren beeindruckend. Nicht nur das Gewicht reduzierte sich langsam aber stetig, auch unser Energielevel wurde stabiler. Es war, als hätte der Körper gelernt, besser mit seinen Ressourcen umzugehen.

Besonders faszinierend war die Erkenntnis, dass Intervallfasten mehr ist als nur eine Diät. Es ist eine Art, den natürlichen Rhythmus des Körpers wiederzuentdecken. Wir haben uns so sehr an ständige Verfügbarkeit von Nahrung gewöhnt, dass wir vergessen haben, wie es ist, mal nichts zu essen.

„Weißt du was?", sagte Thomas eines Abends, während wir unsere letzte Mahlzeit des Tages genossen. „Das Intervallfasten hat mir gezeigt, dass Hunger nicht unser Feind ist. Er ist wie ein alter Bekannter, den man nur richtig verstehen muss."

Heute ist das Intervallfasten für uns keine Diät mehr, sondern ein natürlicher Lebensstil. Wir haben gelernt, dass die Pausen zwischen den Mahlzeiten genauso wichtig sind wie die Mahlzeiten selbst.

Sie geben unserem Körper die Zeit, die er braucht, um aufzuräumen, zu regenerieren und sich zu erneuern.

Es ist eigentlich ganz einfach. Manchmal muss man weniger tun, um mehr zu erreichen. Und damit ist der Kern des Intervallfastens perfekt zusammengefasst. Es ist die Kunst, dem Körper Zeit zu geben, sein natürliches Gefühl wiederzuentdecken.

Der Tag der süßen Freiheit

Es war ein verregneter Samstagnachmittag, als ich Thomas dabei erwischte, wie er heimlich eine Tafel Schokolade im Arbeitszimmer verspeiste. Sein schuldbewusster Blick sprach Bände. „Ich konnte einfach nicht mehr widerstehen", murmelte er mit vollem Mund. Dieser Moment wurde zum Wendepunkt in unserem Verständnis von gesunder Ernährung und nachhaltiger Gewichtsreduktion.

Wir hatten in den vergangenen Wochen so viel gelernt über gesunde Ernährung, Kalorienzählen und bewusstes Essen. Aber eines wurde uns in diesem Moment klar: Absolute Verbote führen früher oder später zu heimlichen Essattacken und schlechtem Gewissen. Der Versuch, völlig ohne Süßigkeiten oder andere „Sünden" auszukommen, hatte uns in eine mentale Sackgasse geführt.

Nach intensiver Recherche und Gesprächen mit anderen Menschen, die erfolgreich abgenommen hatten, beschlossen wir, einen wöchentlichen „Tag der süßen Freiheit" einzuführen. Nicht als hemmungslosen Fressanfall, sondern als bewusste Auszeit von den strengen Ernährungsregeln. Ein Tag, an dem wir uns erlaubten, auch mal ein Stück Kuchen oder eine Portion Chips zu genießen.

Die Einführung dieses besonderen Tages veränderte unsere gesamte Herangehensweise an das Thema Ernährung. Die restlichen Tage der Woche fielen uns gesundes Essen und der Verzicht viel leichter, weil wir wussten, dass am Samstag auch mal eine Pizza oder ein Dessert erlaubt war. Das ständige Gefühl der Entbehrung verschwand.

Interessanterweise stellten wir fest, dass wir an unserem „Freiheitstag" gar nicht so viel außer der Reihe aßen wie befürchtet. Das Wissen, dass nichts verboten war, nahm den Süßigkeiten und anderen vermeintlichen Sündenfällen ihre magische Anziehungskraft. Oft reichten schon kleine Portionen, um unsere Gelüste zu befriedigen.

Die psychologischen Effekte waren bemerkenswert. Das schlechte Gewissen verschwand, die heimlichen Essattacken hörten auf. Stattdessen entwickelten wir ein entspannteres Verhältnis zu

„verbotenen" Lebensmitteln. Wir lernten, bewusst zu genießen statt hastig und verstohlen zu essen.

Besonders wertvoll war die Erkenntnis, dass ein einzelner Tag mit weniger strengen Regeln nicht die Erfolge einer ganzen Woche zunichte macht. Im Gegenteil: Die flexible Herangehensweise machte unseren Ernährungsplan langfristig durchhaltbar. Der Körper verzeiht kleine Ausrutscher erstaunlich gut, wenn sie die Ausnahme bleiben.

Mit der Zeit entwickelten wir Strategien, um auch den „Freiheitstag" nicht ausufern zu lassen. Wir planten bewusst, worauf wir besondere Lust hatten, und kauften gezielt ein. Das verhinderte spontane Hamsterkäufe und übermäßigen Konsum. Auch lernten wir, zwischen echten Gelüsten und reiner Gewohnheit zu unterscheiden.

Die sozialen Aspekte dieses Systems waren ein weiterer positiver Nebeneffekt. Einladungen zum Essen, Familienfeiern oder spontane Restaurantbesuche ließen sich leichter in unseren Plan integrieren. Wir konnten flexibel reagieren und mussten nicht jedes gesellige Beisammensein zur diätetischen Herausforderung machen.

Überraschenderweise stellten wir fest, dass unser Geschmackssinn sich veränderte. Je länger wir uns überwiegend gesund ernährten, desto intensiver nahmen wir die besonderen Geschmackserlebnisse am „Freiheitstag" wahr. Ein Stück gute Schokolade wurde zum wahren Genussmoment statt zur gedankenlosen Näscherei.

Die anfängliche Sorge, dass ein Tag ohne strenge Regeln unsere gesamte Gewichtsreduktion gefährden könnte, erwies sich als unbegründet. Im Gegenteil: Die Gewichtsabnahme verlief sogar stabiler, weil wir den Plan langfristig durchhalten konnten. Die gefürchteten Jo-Jo-Effekte blieben aus.

Der „Tag der süßen Freiheit" lehrte uns auch viel über emotionales Essen. Wir begannen zu verstehen, wann wir aus Hunger aßen und wann aus anderen Gründen. Diese Erkenntnisse halfen uns, auch an den „normalen" Tagen bewusstere Entscheidungen zu treffen.

Ein weiterer positiver Effekt zeigte sich in unserem Umgang mit Stress und schwierigen Situationen. Die Gewissheit, dass kein Lebensmittel für immer verboten war, nahm dem Essen seine Funktion als emotionaler Tröster. Wir entwickelten andere Strategien zur Stressbewältigung.

Mit der Zeit wurde der „Freiheitstag" zu einem regelrechten Ritual. Manchmal probierten wir neue Rezepte aus, backten gemeinsam oder entdeckten neue Restaurants. Der Tag bekam einen fast festlichen Charakter und wurde zu einer Zeit des bewussten Genießens statt des gedankenlosen Konsums.

Die Auswirkungen auf unsere Beziehung waren ebenfalls positiv. Die gemeinsamen Genussmomente, das Planen besonderer Mahlzeiten und der entspannte Umgang mit dem Thema Essen stärkten sogar unsere Beziehung. Essen wurde wieder zu einem verbindenden Element statt zu einem Konfliktthema.

Nach einigen Monaten bemerkten wir, dass sich unser Verhältnis zu Nahrung verändert hatte. Die strikte Einteilung in „erlaubte" und „verbotene" Lebensmittel verschwand. Stattdessen entwickelten wir ein natürliches Gespür für Balance und Maß.

Heute sehen wir den „Tag der süßen Freiheit" als wichtigen Baustein unseres Erfolgs. Er zeigt uns immer wieder aufs Neue, dass nachhaltiges Abnehmen nicht durch absolute Verbote funktioniert, sondern durch einen ausgewogenen, lebensnahen Ansatz. Ein bisschen Sünde ist nicht nur gut für die Seele – sie macht den Weg zum Wunschgewicht erst wirklich erträglich.

Diese Erkenntnis hat unser Leben in vielerlei Hinsicht bereichert. Nicht nur unser Gewicht hat sich stabilisiert, auch unser Verhältnis zu Essen, zu uns selbst und zueinander ist gewachsen. Manchmal braucht es eben ein bisschen Freiheit, um langfristig erfolgreich zu sein.

Warum wir mehr als nur Nahrung brauchen

Der Moment der Erkenntnis kam an einem Samstagmorgen. „Sandra, ich kann mir die Socken kaum noch anziehen", gestand Thomas beim Frühstück. Diese simple Beobachtung machte uns schlagartig klar, dass unsere bisherigen Bemühungen um eine gesündere Ernährung nur die halbe Miete waren.

Wir hatten uns in den vergangenen Wochen intensiv mit Kalorien, Nährstoffen und Mahlzeitenrhythmen beschäftigt. Aber unser Körper brauchte offensichtlich mehr als nur die richtige Ernährung. Jahre des Büroalltags, stundenlangen Sitzens und bewegungsarmer Wochenenden hatten ihre Spuren hinterlassen.

„Meine Güte, wann haben wir eigentlich aufgehört, uns richtig zu bewegen?", fragte Thomas beim Durchblättern alter Fotoalben. Die Bilder zeigten uns beim Wandern, Radfahren und Schwimmen – Aktivitäten, die irgendwann im Alltagstrott untergegangen waren. Die Erkenntnis traf uns hart: Wir waren zu Bewegungsmuffeln geworden.

Die ersten Versuche, mehr Bewegung in unseren Alltag zu integrieren, waren ernüchternd. Schon eine kleine Joggingrunde brachte uns außer Atem, die Muskeln protestierten bei der kleinsten Anstrengung. Aber statt einfach aufzugeben, beschlossen wir, systematisch und mit kleinen Schritten anzufangen.

Unsere Recherchen zeigten, dass regelmäßige Bewegung weit mehr bewirkt als nur Kalorienverbrennung. Sie stärkt das Herz-Kreislauf-System, verbessert die Insulinsensitivität, baut Muskelmasse auf und unterstützt sogar die mentale Gesundheit. Der menschliche Körper ist für Bewegung geschaffen – das Sitzen ist der eigentliche unnatürliche Zustand.

Wir begannen mit täglichen Spaziergängen, zunächst nur 15 Minuten, dann allmählich länger. Die ersten positiven Veränderungen zeigten sich überraschend schnell. Der Rücken schmerzte weniger, die Atmung wurde leichter.

Und selbst der Schlaf verbesserte sich. Diese kleinen Erfolge motivierten uns, weiterzumachen.

Nach einigen Wochen erweiterten wir unser Bewegungsprogramm. Zweimal pro Woche gingen wir ins nahegelegene Schwimmbad, anfangs nur zum Planschen, später für richtige Bahnen. Das Wasser erwies sich als ideales Element für den Wiedereinstieg in die körperliche Aktivität – es trug unser Gewicht und schonte die Gelenke.

Die Integration von Bewegung in den Arbeitsalltag wurde zu einer kreativen Herausforderung. Telefonate führten wir im Gehen, kurze Meetings verlegten wir nach draußen, und die Mittagspause wurde zur aktiven Auszeit. Treppen statt Aufzug, Fahrrad statt Auto für kurze Strecken – die Möglichkeiten waren vielfältiger als gedacht.

Mit zunehmender Fitness wagten wir uns an neue Aktivitäten. Ein alter Hometrainer wurde reaktiviert, Therabänder für einfache Kraftübungen angeschafft. Auch Youtube-Videos für Anfänger-Workouts erweiterten unser Bewegungsrepertoire. Die Vielfalt half, Langeweile zu vermeiden und verschiedene Muskelgruppen anzusprechen.

Besonders wertvoll war die Erkenntnis, dass Bewegung nicht zwangsläufig Sport im klassischen Sinne bedeuten muss. Gartenarbeit, Tanzen zur Lieblingsmusik, Spielen mit den Nachbarskindern – jede Form von Bewegung zählte. Diese Einsicht nahm den Druck und machte die Integration von Aktivität in den Alltag leichter.

Die Wochenenden entwickelten sich zu kleinen Bewegungsabenteuern. Wir erkundeten Wanderwege in der Umgebung, entstaubten unsere alten Fahrräder und entdeckten neue Ecken unserer Region. Die gemeinsame Aktivität stärkte nicht nur unsere Fitness, sondern auch unsere Beziehung.

Ein faszinierender Nebeneffekt war die Veränderung unseres Hungergefühls. Nach körperlicher Aktivität verspürten wir einen natürlicheren, gesünderen Appetit. Die Gelüste nach Süßigkeiten und Snacks nahmen ab, stattdessen sehnten sich unsere Körper nach nahrhafter, ausgewogener Kost.

Die positiven Auswirkungen auf unsere mentale Gesundheit waren bemerkenswert. Bewegung erwies sich als natürlicher Stressabbau, als Stimmungsaufheller und Energiespender. Selbst an anstrengenden Arbeitstagen half ein kurzer Spaziergang oder Stretching, den Kopf freizubekommen.

Mit der Zeit entwickelten wir ein besseres Körpergefühl. Wir lernten die Signale unseres Körpers zu deuten – wann er Bewegung brauchte, wann Ruhe, welche Aktivitäten gut taten und welche überforderten. Diese Körperwahrnehmung half uns auch bei der Gewichtsreduktion.

Die sozialen Aspekte der Bewegung überraschten uns ebenfalls positiv. Wir schlossen uns einer Walking-Gruppe an, trafen andere aktive Menschen und knüpften neue Freundschaften. Die gemeinsamen Aktivitäten machten viel Spaß.

Auch kleine Erfolgserlebnisse motivierten uns weiterzumachen. Die erste Bergetappe ohne Pause, die erste längere Radtour, das erste Mal wieder problemlos Socken anziehen – jeder Fortschritt, egal wie klein, wurde gefeiert und gab Antrieb für weitere Verbesserungen.

Die Auswirkungen auf unser Gewicht waren deutlich, aber sie rückten zunehmend in den Hintergrund. Wichtiger wurden die neu gewonnene Beweglichkeit, die verbesserte Ausdauer und das gesteigerte Wohlbefinden. Die Waage war nicht mehr der einzige Maßstab für unseren Erfolg.

Mit der Zeit entwickelten wir verschiedene Strategien für unterschiedliche Situationen. Schlechtwetterprogramme für Regentage, kurze Übungen für stressige Arbeitstage, intensivere Einheiten für das Wochenende. Diese Flexibilität half uns, auch bei widrigen Umständen aktiv zu bleiben.

Die Integration von Kraft- und Dehnübungen erwies sich als wichtige Ergänzung. Wir lernten, dass Bewegung mehr ist als nur Ausdauertraining.

Kleine Übungseinheiten für die Körpermitte, einfache Dehnungen am Morgen, gezielte Kräftigung für den Rücken – all das trug zu einem ganzheitlichen Bewegungskonzept bei.

Nach einigen Monaten regelmäßiger Bewegung bemerkten wir, wie sich unser Lebensstil verändert hatte. Der früher so verlockende Fernsehabend wurde häufig durch einen Abendspaziergang ersetzt, das Wochenende auf der Couch durch aktive Unternehmungen. Bewegung war von einer Pflicht zu einem Bedürfnis geworden.

Die nachhaltigste Veränderung war vielleicht die Erkenntnis, dass Bewegung nicht nur ein zeitlich befristetes Werkzeug zum Abnehmen ist, sondern ein lebenslanger Begleiter sein sollte. Sie ist nicht nur Mittel zum Zweck, sondern ein wesentlicher Bestandteil eines gesunden, erfüllten Lebens.

Heute, nach vielen Monaten regelmäßiger Bewegung, können wir uns ein Leben ohne aktive Phasen kaum noch vorstellen. Unser Körper verlangt nach Bewegung, und wir haben gelernt, diesem Bedürfnis nachzugeben. Die anfängliche Überwindung ist längst der Freude an der Bewegung gewichen.

Die wichtigste Lektion war vielleicht, dass es nie zu spät ist, aktiver zu werden. Jeder Schritt, jede Bewegung zählt – egal in welchem Alter oder mit welchem Fitnesslevel man startet. Der Körper dankt es mit erstaunlicher Anpassungsfähigkeit und spürbaren Verbesserungen der Lebensqualität.

Die große Verbrennungslüge

Nach einer anstrengenden Joggingeinheit warf Thomas einen enttäuschten Blick auf seine Fitness-App. „Das sollen nur 280 Kalorien gewesen sein? Dafür hätte ich mir die Anstrengung ja sparen können." Sein Frust war spürbar. Er brachte uns aber dazu, uns intensiver mit dem Thema Kalorienverbrauch durch Sport zu beschäftigen.

Die ersten Recherchen waren ernüchternd. Eine halbe Stunde intensives Training verbrennt tatsächlich oft weniger Kalorien als ein Stück Kuchen enthält. Diese Erkenntnis war zunächst demotivierend, aber sie führte uns zu einem tieferen Verständnis davon, wie unser Körper mit Bewegung und Energie umgeht.

Der Mythos vom simplen „Kalorien verbrennen" durch Sport erwies sich als zu eindimensional gedacht. Unser Körper ist keine simple Verbrennungsmaschine, sondern ein komplexes System, das auf körperliche Aktivität mit vielfältigen Anpassungen reagiert. Die unmittelbar verbrannten Kalorien sind dabei nur ein kleiner Teil der Geschichte.

Wir lernten über den Nachbrenneffekt, auch EPOC (Excess Post-exercise Oxygen Consumption) genannt. Nach intensiver Bewegung verbraucht der Körper noch stundenlang zusätzliche Energie für Regeneration und Reparatur. Diese „versteckten" Kalorien tauchen in keiner Fitness-App auf.

Besonders interessant war die Erkenntnis, dass regelmäßige Bewegung unseren Grundumsatz erhöht. Der Aufbau von Muskelmasse, und sei sie noch so gering, steigert den Energieverbrauch auch in Ruhephasen. Unser Körper wurde effizienter in der Fettverbrennung, je regelmäßiger wir uns bewegten.

Die Art der Bewegung spielte dabei eine wichtige Rolle. Hochintensives Intervalltraining (HIIT) zeigte andere Effekte als gleichmäßiges Ausdauertraining.

Kraftübungen wiederum beeinflussten den Stoffwechsel anders als Yoga oder Pilates. Jede Bewegungsform hatte ihre eigenen metabolischen Vorteile.

„Das ist wie bei einem Auto", erklärte Thomas eines Tages. „Es geht nicht nur darum, wie viel Benzin wir aktuell verbrauchen, sondern auch darum, wie effizient der Motor langfristig läuft." Dieser Vergleich half uns, die komplexen Zusammenhänge besser zu verstehen.

Die Auswirkungen auf unseren Hormonhaushalt waren ein weiterer wichtiger Aspekt. Sport beeinflusst Stresshormone, Wachstumshormone und Botenstoffe, die wiederum unseren Stoffwechsel regulieren. Diese hormonellen Veränderungen ließen sich nicht in simplen Kalorienzahlen ausdrücken.

Mit der Zeit bemerkten wir, dass sich auch unser Appetit und unsere Essgewohnheiten veränderten. Moderate Bewegung dämpfte oft Heißhungerattacken, während sehr intensives Training manchmal den Hunger steigerte. Wir lernten, diese Signale zu deuten und entsprechend darauf zu reagieren.

Ein weiterer Aspekt war die individuelle Stoffwechselanpassung. Nicht jeder Körper reagiert gleich auf dieselbe Bewegung. Genetische Faktoren, Trainingszustand, Alter und sogar die Tageszeit beeinflussen, wie effizient wir Kalorien verbrennen.

Die Erkenntnis, dass der Großteil unseres täglichen Energieverbrauchs durch den Grundumsatz und Alltagsaktivitäten zustande kommt, war ein wichtiger Aspekt. Sport war nicht der hauptsächliche Kalorienkiller, sondern ein Katalysator für einen insgesamt aktiveren Lebensstil.

Wir begannen, ein Bewegungstagebuch zu führen, aber nicht mit Fokus auf verbrannten Kalorien, sondern auf Wohlbefinden. Wie fühlten wir uns während und nach dem Training? Wie war unsere Energie über den Tag verteilt? Diese qualitativen Aspekte wurden wichtiger als die Zahlen auf der Fitness-App.

Die Fitness-Tracker und Apps erwiesen sich überdies als zweischneidiges Schwert. Einerseits motivierten sie uns, mehr

Bewegung in den Alltag einzubauen, andererseits führten ihre oft ungenauen Kalorienangaben zu falschen Erwartungen und Enttäuschungen.

Mit zunehmendem Verständnis für die komplexen Zusammenhänge änderte sich auch unsere Motivation für Sport. Es ging nicht mehr darum, möglichst viele Kalorien zu verbrennen, sondern unseren Körper gesund und leistungsfähig zu halten.

Die nachhaltigsten Effekte zeigten sich in einer verbesserten Stoffwechselgesundheit. Unsere Blutzuckerwerte stabilisierten sich, die Verdauung funktionierte besser, und wir fühlten uns insgesamt energiegeladener. Diese Veränderungen ließen sich nicht in Kalorien messen.

Sport ist selbst dann wertvoll, wenn er keine unmittelbare Gewichtsabnahme bewirkt. Die positiven Auswirkungen auf Herz-Kreislauf-System, Knochengesundheit und mentales Wohlbefinden rechtfertigen jede Bewegungseinheit.

Mit der Zeit entwickelte sich so ein entspannteres Verhältnis zum Thema Kalorienverbrauch. Wir konzentrierten uns mehr darauf, regelmäßig aktiv zu sein und Bewegungsformen zu finden, die uns Freude bereiteten. Die verbrannten Kalorien wurden zur Nebensache.

Heute sehen wir Sport nicht mehr als Ausgleich für kalorienreiche Mahlzeiten, sondern als wichtigen Baustein eines gesunden Lebensstils. Die Wirkung von Bewegung ist viel komplexer und wertvoller als simple Kalorienrechnungen uns suggerieren.

Die wichtigste Lektion war vielleicht, dass nachhaltiges Abnehmen und Gesundheit nicht durch übermäßigen Fokus auf Kalorienverbrauch erreicht werden, sondern durch ein ausgewogenes Zusammenspiel von Bewegung, Ernährung und Lebensstil. Diese Erkenntnis hat nicht nur unser Verhältnis zu Sport, sondern auch zu unserem Körper grundlegend verändert.

10.000 Schritte täglich

Als Thomas' Schrittzähler zum ersten Mal piepte, blickten wir beide irritiert auf das Display. Gerade mal 2.148 Schritte – und das am späten Nachmittag. „Wie sollen wir da jemals auf 10.000 Schritte kommen?", murmelte er entmutigt. Der neue Fitnesstracker, den wir uns zu Weihnachten geschenkt hatten, schien uns gnadenlos mit der Realität unseres bewegungsarmen Alltags zu konfrontieren.

Die ersten Tage unserer „Schrittzähler-Ära" waren ernüchternd. An Bürotagen erreichten wir kaum 3.000 Schritte, selbst am Wochenende waren es selten mehr als 5.000. Diese Zahlen waren weit entfernt von den oft propagierten 10.000 Schritten täglich. Aber statt aufzugeben, beschlossen wir, die Herausforderung systematisch anzugehen.

Wir begannen damit, unsere täglichen Routinen zu analysieren. Der Weg zur Arbeit, Mittagspausen, Einkäufe, Hausarbeit – überall versteckten sich Möglichkeiten für zusätzliche Schritte. Der Aufzug wurde zur verbotenen Zone, das Auto blieb für Kurzstrecken in der Garage, und die Mittagspause wurde zur aktiven Auszeit.

Eine besonders clevere Idee hatte Thomas: „Was hältst du davon, wenn wir bei Telefonaten durch die Wohnung laufen?" Diese simple Änderung brachte oft hunderte zusätzliche Schritte, ohne dass wir dafür extra Zeit einplanen mussten. Bald wanderten wir bei jedem Anruf wie selbstverständlich durch Wohnung und Garten.

Die morgendliche Routine erweiterten wir um einen kleinen Spaziergang. Anfangs nur zehn Minuten, aber diese frühen Schritte gaben uns einen psychologischen Vorsprung für den Tag. „Es ist wie ein Punktevorsprung beim Fußball", meinte Thomas. „Man spielt gleich viel entspannter."

Überraschend war die Entdeckung, wie viele Alltagsaktivitäten sich in Schrittzähler-Punkte verwandeln ließen. Staubsaugen, Fenster putzen, Gartenarbeit – alles zählte. Selbst das Herumlaufen beim Zähneputzen wurde zur Gelegenheit für extra Schritte. Unsere Wohnung war nie so sauber wie in dieser Zeit.

Die Mittagspause entwickelte sich zu unserem heimlichen Schritte-Boost. Statt am Schreibtisch zu essen, machten wir einen „Walking Lunch". Mit einer Banane oder einem belegten Brot in der Hand ließ sich die Pause aktiv gestalten. Die frische Luft tat gut, und die Bewegung half bei der Verdauung.

Nach einigen Wochen bemerkten wir erste positive Veränderungen. Die Treppen fielen leichter, die Kondition verbesserte sich, und selbst unsere Stimmung war ausgeglichener. „Es ist, als hätten wir einen natürlichen Energiebooster entdeckt", staunte Thomas, als wir eines Abends unsere Fortschritte besprachen.

Die Wochenenden wurden zu regelrechten Schrittefesten. Statt Auto-Ausflügen erkundeten wir unsere Stadt zu Fuß, entdeckten neue Wege und Parks. „Wer hätte gedacht, dass es hier so viele schöne Ecken gibt?", freute sich Thomas bei einer unserer Entdeckungstouren durch bisher unbekannte Stadtviertel.

Auch das Wetter wurde von einer Ausrede zu einer Herausforderung. Regen? Die wasserdichten Jacken kamen zum Einsatz. Kälte? Warme Kleidung und los ging's. Hitze? Die frühen Morgenstunden oder der späte Abend boten angenehme Temperaturen. Wir lernten: Es gibt kein schlechtes Wetter, nur unpassende Kleidung.

Die sozialen Aspekte des Gehens überraschten uns positiv. Wir trafen andere „Walker", knüpften neue Kontakte, tauschten Routentipps aus. Verabredungen mit Freunden verlegten wir nach draußen - „Walk and Talk" statt Kaffeeklatsch. Die Gespräche während der Bewegung hatten eine andere, oft tiefere Qualität.

Eine besondere Entdeckung war der meditative Aspekt des Gehens. Vor allem die Abendspaziergänge entwickelten sich zu einer Art bewegter Meditation. Der Kopf wurde frei, Alltagssorgen relativierten sich, neue Ideen entstanden. „Es ist, als würde man beim Gehen den Reset-Knopf für den Kopf drücken", beschrieb Thomas diese Erfahrung.

Mit der Zeit wurden die Schritte zu unserem persönlichen Erfolgsbarometer. Nicht mehr die Waage bestimmte unsere

Stimmung, sondern das gute Gefühl, aktiv gewesen zu sein. Die Zahlen auf dem Display wurden zu kleinen Erfolgserlebnissen, die uns motivierten, am Ball zu bleiben.

Die Auswirkungen auf unser Gewicht waren positiv, aber sie rückten in den Hintergrund. Wichtiger wurden die verbesserte Beweglichkeit, der erholsamere Schlaf, die gesteigerte Energie. „Weißt du noch, wie wir am Anfang dachten, das schaffen wir nie?", erinnerte sich Thomas eines Abends, als wir müde, aber zufrieden von einer längeren Runde zurückkamen.

Besonders wertvoll war die Erkenntnis, dass nicht jeder Tag ein Rekordtag sein muss. Es gab Tage mit vielen und Tage mit weniger Schritten – und das war in Ordnung. Diese Flexibilität half uns, langfristig dranzubleiben, ohne uns unter Druck zu setzen.

Die Integration der Schritte in den Arbeitsalltag wurde zur kreativen Herausforderung. Drucker und Kopierer wurden strategisch weit weg vom Schreibtisch platziert, Meetings zu „Walking Meetings" umfunktioniert, kurze Pausen für Treppengänge genutzt. Selbst die Wasserflasche wurde bewusst klein gewählt, um öfter aufstehen zu müssen.

Mit zunehmender Routine entwickelten wir ein Gespür für Distanzen und Schritte. Wir wussten, wie viele Runden im Park für 1.000 Schritte nötig waren, wie weit der Umweg zum Supermarkt war, wie viele Extra-Schritte ein alternatives Treppenhaus brachte. Diese mentale Schritte-Landkarte half bei der täglichen Planung.

Die anfängliche Skepsis gegenüber der 10.000-Schritte-Marke wich einem entspannteren Umgang mit Zahlen. An manchen Tagen waren es mehr, an anderen weniger – entscheidend war die regelmäßige Bewegung. „Es ist wie beim Sparen", meinte Thomas. „Auch kleine Einzahlungen bringen dich dem Ziel näher."

Heute, viele Millionen Schritte später, ist das Gehen zu einem selbstverständlichen Teil unseres Lebens geworden.

Der Schrittzähler ist längst nicht mehr der strenge Kontrolleur von früher, sondern ein freundlicher Begleiter, der uns an unser Bewegungsbedürfnis erinnert.

Die wichtigste Erkenntnis war vielleicht, dass jeder Schritt zählt — egal ob als Teil einer langen Wanderung oder als kurzer Gang zum Briefkasten. Der tägliche Schritt ins Glück beginnt nicht mit großen Zielen, sondern mit der Bereitschaft, sich zu bewegen. Und genau das macht den Unterschied zwischen Stillstand und Fortschritt.

Der Weg nach oben

„Das soll ein Wanderweg sein?", keuchte Thomas, als wir vor dem ersten steilen Anstieg standen. Der schmale Pfad schlängelte sich scheinbar endlos den Berg hinauf, und die Gipfelkreuze, die wir von unten gesehen hatten, waren längst in den Wolken verschwunden. Unser erster Versuch einer „richtigen" Bergwanderung begann mit einer Mischung aus Ehrfurcht und leichter Panik.

Die Vorbereitung hatte schon Wochen vorher begonnen. Wanderschuhe mussten eingelaufen, Rucksäcke gepackt und Routen recherchiert werden. „Das ist ja wie eine Expedition", scherzte mein Mann, als wir unsere Ausrüstung kontrollierten. Aber wir wussten, dass gute Vorbereitung bei Bergtouren überlebenswichtig sein kann.

Der erste Aufstieg war eine Lehrstunde in Sachen Demut. Jeder Schritt erforderte Konzentration, jeder Höhenmeter brachte uns an unsere Grenzen. Tempo, Tempo, wurde zu unserem Mantra – aber nicht im Sinne von Geschwindigkeit, sondern als Erinnerung, unser eigenes, langsames Tempo zu finden und beizubehalten.

Pausen entwickelten sich zu kleinen Ritualen. Wasser trinken, einen Apfel teilen, den Ausblick genießen. „Schau mal, wie weit wir schon gekommen sind", sagte Thomas bei einem dieser Stopps und deutete ins Tal. Der Blick zurück zeigte uns nicht nur die bewältigte Strecke, sondern gab auch neue Kraft für den weiteren Aufstieg.

Mit jedem Berggang lernten wir neue Lektionen. Die richtige Atmung beim Aufstieg, das diagonale Gehen bei steilen Passagen, die Bedeutung von regelmäßigen Trinkpausen. Unser Körper passte sich erstaunlich schnell an die neue Herausforderung an. Was anfangs unmöglich erschien, wurde Woche für Woche leichter.

Die Begegnungen am Berg waren eine besondere Bereicherung. Ein kurzes „Berg Heil" im Vorbeigehen, ein aufmunterndes Lächeln, ein kurzer Plausch an der Almhütte – die Bergwelt hatte ihre eigene soziale Kultur. Hier oben waren alle gleich, egal ob Anfänger oder Profi.

Besonders eindrücklich war die Stille der Berge. Je höher wir kamen, desto mehr verschwanden die Geräusche der Zivilisation. Nur noch Windrauschen, vereinzeltes Vogelgezwitscher und unsere eigenen Schritte begleiteten uns. Diese natürliche Ruhe hatte eine fast meditative Wirkung.

Die Gipfelmomente wurden zu unvergesslichen Erlebnissen. Das erste Mal über den Wolken zu stehen, den Blick über endlose Bergketten schweifen zu lassen, die wohlverdiente Gipfeljause zu genießen – diese Momente entschädigten für jede Anstrengung des Aufstiegs. Beim Anblick eines besonders spektakulären Sonnenaufgangs verstanden wir mit einem Mal, warum Menschen süchtig nach Bergen sind.

Mit der Zeit entwickelten wir ein Gespür für das Wetter und die Bedingungen am Berg. Wir lernten Wolkenformationen zu deuten, Wetterumschwünge vorherzusehen und unsere Touren entsprechend anzupassen. Der Berg läuft nicht weg, wurde zu einem wichtigen Grundsatz – lieber eine Tour abbrechen als unnötige Risiken eingehen.

Bemerkenswert – und das gleich in mehrfacher Hinsicht – waren unsere körperlichen Veränderungen. Nicht nur unsere Ausdauer verbesserte sich, auch Bein- und Rumpfmuskulatur wurden kräftiger. Das regelmäßige Bergwandern formte unseren Körper auf eine ganz natürliche Weise. Besser als jedes Fitnessstudio, freuten wir uns, als wir unsere neu definierte Beinmuskulatur im Spiegel betrachteten.

Ein weiterer Vorteil des Bergwanderns ist der hohe Kalorienverbrauch. Bergwandern ist ein wahrer Kalorienbrenner! Es ist ein großartiger Weg, um Gewicht zu verlieren und den Körper in Form zu bringen. Bei einer moderaten Wanderung in den Bergen verbrennt man zwischen 400 und 600 Kalorien pro Stunde – je nach Gewicht und Schwierigkeit des Weges. Bei steileren Anstiegen sogar noch mehr. Bei kaum einer anderen Sportart ist der Kalorienverbrauch höher. Zumindest bei keiner, die nicht jahrelanges Training erforderte.

Die mentalen Effekte waren mindestens genauso wichtig. Bergwandern lehrte uns Geduld, Ausdauer und Durchhaltevermögen. Jeder erfolgreich bestiegene Gipfel stärkte unser Selbstvertrauen und zeigte uns, zu welchen Leistungen wir fähig waren. Diese Erfahrungen strahlten auch in unseren Alltag aus.

Die Planung der Touren wurde zu einem gemeinsamen Hobby. Karten studieren, Wetterberichte checken, Routenbeschreibungen lesen – die Vorbereitung war fast so spannend wie die Tour selbst.

Auch unsere Ernährung passten wir den neuen Anforderungen an. Oft merkten wir erst am Berg, was der Körper wirklich brauchte. Eine Banane und ein paar Nüsse haben uns so manches Mal über einen besonders anstrengenden Abschnitt gerettet. Energiereiche, aber leichte Kost für unterwegs, ausreichend Flüssigkeit, kleine Notfallsnacks – die Bergverpflegung wurde zur Wissenschaft für sich.

Die Jahreszeiten am Berg zu erleben war ein besonderes Geschenk. Frühlingsblumen zwischen Schneeresten, sommerliche Almwiesen voller Kühe, herbstliche Färbung der Bergwälder, glitzernde Winterlandschaften – jede Saison hatte ihren eigenen Reiz und ihre speziellen Herausforderungen.

Mit wachsender Erfahrung wagten wir uns an anspruchsvollere Touren. Mehrtagestouren von Hütte zu Hütte, Klettersteige, Gletschertouren mit Bergführer – jede neue Herausforderung erweiterte unseren Horizont und unser Können. Hätte uns jemand vor ein paar Jahren erzählt, dass wir jemals vom Bergwandern begeistert wären, hätten wir ihn für verrückt erklärt. Heute liebten wir fast alles daran. Nicht nur die grandiosen Ausblicke, sondern auch Aufstieg, Abstieg und sogar solche Streckenabschnitte, die uns früher Angstschweiß auf die Stirn getrieben hatten.

Die Ausrüstung wuchs mit unseren Ambitionen. Was mit einfachen Wanderschuhen begann, entwickelte sich zu einer respektablen Sammlung an Bergausrüstung. Aber jedes Teil hatte seinen Zweck und seine Geschichte.

Besonders wertvoll waren die Freundschaften, die am Berg entstanden. Gemeinsame Touren schweißen zusammen, und aus flüchtigen Begegnungen wurden Wanderpartnerschaften. Die Berggemeinschaft hatte ihre eigene, besondere Dynamik.

Die wichtigste Erkenntnis war vielleicht, dass Bergwandern weit mehr ist als nur eine Sportart. Es ist eine Lebensschule, die uns Respekt vor der Natur, unseren eigenen Grenzen und den Elementen lehrt.

Heute ist Bergwandern für uns nicht mehr wegzudenken. Es ist eine perfekte Kombination aus körperlicher Herausforderung, mentaler Stärkung und Naturerlebnis.

Jeder Aufstieg ist anders, jeder Gipfel ein neues Abenteuer, und jede Tour eine Chance, über uns hinauszuwachsen.

Der Weg nach oben hat uns nicht nur körperlich und seelisch verändert, er hat uns auch eine neue Perspektive auf das Leben geschenkt. Manchmal muss man eben höher hinaus, um die Dinge klarer zu sehen. Und genau das macht Bergwandern so besonders – es bewegt nicht nur den Körper, sondern auch die Seele.

Wie das Fahrrad unser Leben veränderte

„Du willst ernsthaft wieder Fahrrad fahren?", fragte Thomas ungläubig, als ich eines Morgens den verstaubten Drahtesel aus dem Keller zerrte. Sein letztes Rad hatte er mit achtzehn verkauft, überzeugt davon, dass das Auto nun der einzige vernünftige Weg der Fortbewegung sei. Jahrzehnte später sollte sich diese Einstellung grundlegend ändern.

Der erste Besuch im Fahrradladen war wie eine Zeitreise in die Zukunft. Wo früher einfache Räder standen, fanden wir nun High-Tech-Maschinen mit elektronischen Schaltungen, Carbonrahmen und Computeranbindung.

Nach ausführlicher Beratung entschieden wir uns für zwei solide Trekkingräder – der perfekte Kompromiss zwischen Stadtverkehr und Wochenendtouren. Die erste Probefahrt war ein Moment voller Nostalgie und neuer Entdeckungen. „Stimmt also doch, dass man es nie verlernt", grinste Thomas, als er seine ersten wackeligen Runden drehte.

Die Anfänge waren bescheiden. Kurze Fahrten zum Bäcker, eine Runde um den Block, vorsichtige Erkundungen der Nachbarschaft. Aber schon diese kleinen Ausflüge zeigten uns eine völlig neue Perspektive auf unsere Umgebung. Man sieht die Stadt mit ganz anderen Augen.

Doch schon bald wurde uns klar, dass Fahrrad und Freizeit zwar gut harmonieren. Die Integration in unseren Arbeitsalltag war allerdings eine ganz andere Herausforderung. Regensachen wurden angeschafft, Routen ohne viel Autoverkehr geplant, Duschmöglichkeiten am Arbeitsplatz erkundet. Doch es lohnte sich.

Einer der größten Vorteile beim regelmäßigen Radfahren ist, dass es wirklich von Kopf bis Fuß gesund ist. Es ist ein hervorragendes Herz-Kreislauf-Training. So zeigen wissenschaftliche Studien, dass regelmäßiges Radfahren das Risiko von Herz-Kreislauf-Erkrankungen mindern kann.

Wir bemerkten zudem, wie unsere Muskulatur stärker wurde und zwar überall. Radfahren trainiert nämlich nicht nur die Beine, sondern auch den Rumpf und sogar den Oberkörper.

Mit jedem Ausflug fühlten wir uns fitter. Unsere Beweglichkeit nahm zu, und wir konnten längere Strecken fahren, ohne uns erschöpft zu fühlen.

Ein weiterer Vorteil des Radfahrens ist der hohe Kalorienverbrauch. Dieser hängt von verschiedenen Faktoren ab, wie zum Beispiel Intensität, Dauer und Körpergewicht. Durchschnittlich verbrennt man beim Radfahren zwischen 300 und 600 Kalorien pro Stunde. Auch wir stellten fest, dass wir nicht nur fitter wurden, sondern zudem deutlich an Gewicht verloren. Die körperlichen Veränderungen kamen schleichend, aber stetig. Die Treppen im Büro fielen leichter, die Kondition verbesserte sich, und selbst die Jeans saßen anders.

Besonders überraschend war darüber hinaus die mentale Wirkung des Radfahrens. Der Arbeitsweg wurde von einer lästigen Pflicht zu einer aktiven Auszeit. Morgens kamen wir erfrischt und wach im Büro an, abends half die Bewegung beim Abschalten.

Die Wochenenden entwickelten sich zu kleinen Fahrradabenteuern. Wir entdeckten Radwege, von deren Existenz wir nichts geahnt hatten, erkundeten Nachbarorte und fanden versteckte Naturparadiese. „Wer hätte gedacht, dass es hier so viel zu entdecken gibt?", staunte Thomas bei einer unserer Erkundungstouren.

Mit wachsender Erfahrung wurden unsere Touren ambitionierter. Aus den anfänglichen zehn Kilometern wurden zwanzig, dann fünfzig, irgendwann sogar hundert. Jede neue Distanz war eine Herausforderung und ein Erfolgserlebnis zugleich. Die Grenzen sind nur im Kopf, wurde zu unserem Motto.

Die technische Seite des Radfahrens faszinierte besonders meinen Mann. Reifendruck, Kettenpflege, Schaltungseinstellung – er entwickelte sich zum regelrechten Fahrradmechaniker.

„Es ist wie ein Hobby im Hobby", erklärte er stolz, während er an einem Samstagmorgen unsere Räder wartete.

Wir schlossen uns schon bald einer lokalen Radgruppe an, lernten neue Menschen kennen und teilten Erfahrungen. Die Radgemeinschaft hatte ihre eigene, ganz herzliche Dynamik.

Auch unsere Urlaubsplanung veränderte sich. Statt Strandurlaub buchten wir Radreisen, erkundeten fremde Gegenden auf zwei Rädern und entdeckten eine neue Art des Reisens. Man erlebt ein Land ganz anders, wenn man es mit dem Rad erkundet.

Die neue Begeisterung fürs Radfahren hatte neben den Vorteilen für Umwelt und Klimaschutz auch noch einen weiteren positiven Effekt. Das zweite Auto wurde überflüssig, Parkplatzsorgen verschwanden, und die Tankstellenbesuche wurden seltener. Wir sparten nicht nur Geld, sondern auch Nerven.

Selbst die verschiedenen Jahreszeiten hatten mit einem Mal ihren Reiz. Hitze, Regen, Wind und Kälte – jedes Wetter erforderte eine eigene Strategie. Aber statt uns abzuschrecken, machten diese Herausforderungen das Radfahren nur interessanter. Es gibt kein schlechtes Wetter, nur falsche Kleidung, wurde zu unserem Mantra.

Besonders wertvoll war die neue Zeiteinteilung. Statt im Stau zu stehen, waren wir aktiv unterwegs. Die Fahrzeit wurde berechenbar, und die Bewegung am Morgen machte den Kopf frei für den Tag.

Die Ernährung passte sich automatisch an. Der erhöhte Energieverbrauch verlangte nach gesunder, nahrhafter Kost. Fast Food verlor seinen Reiz, stattdessen entdeckten wir die Freude an selbst zubereiteter Nahrung. Der Körper sagt einem ganz genau, was er braucht.

Mit der Zeit entwickelte sich eine Art Fahrrad-Philosophie. Die gleichmäßige Bewegung, der Rhythmus des Tretens, das Gleiten durch die Landschaft – all das hatte etwas Meditatives.

Die größte Überraschung war vielleicht die Veränderung unserer Perspektive auf Entfernungen. Was früher zu weit zum Radeln war, wurde plötzlich zu einer machbaren Distanz. Die Stadt schrumpfte gefühlt zusammen, während unser Aktionsradius wuchs.

Heute ist das Fahrrad aus unserem Leben nicht mehr wegzudenken. Es ist mehr als nur ein Fortbewegungsmittel – es ist ein Werkzeug der Freiheit, ein Fitness-Coach und ein Abenteuer-Generator.

„Wer hätte gedacht", sinniert Thomas manchmal, „dass zwei Räder so viel verändern können?"

Eine wichtige Erkenntnis war zudem, dass Radfahren weit mehr ist als nur eine Alternative zum Auto. Es ist eine Lebenseinstellung, die uns gesünder, glücklicher und freier gemacht hat. Jede Fahrt ist eine kleine Reise, jede Tour ein neues Abenteuer, und jeder Tritt in die Pedale ein Schritt zu mehr Lebensqualität, Fitness und Gesundheit.

Urlaubszeit ist keine Auszeit

Die Koffer waren gepackt, die Sportschuhe verstaut, und Thomas schaute skeptisch auf meine Urlaubsvorbereitungen. Seine Vorstellung von Entspannung war klar definiert: zwei Wochen Vollpension, endloses Faulenzen am Strand und keine Gedanken an Kalorien oder Bewegung.

Doch wir hatten in den letzten Monaten zu hart gearbeitet, um alle Erfolge in zwei Wochen zunichte zu machen.

Die Statistiken sprachen eine deutliche Sprache: Durchschnittlich nehmen Menschen im Urlaub zwei bis drei Kilo zu. Die Kombination aus All-Inclusive-Buffets, süßen Cocktails und Bewegungsmangel ist eine regelrechte Kalorienfalle. Allerdings bedeutete das nicht, dass wir uns jeden Genuss verbieten mussten. Es ging vielmehr darum, clever zu genießen und die richtige Balance zu finden. Das Frühstücksbuffet stellte die erste große Herausforderung dar. „Au Backe!", entfuhr es Thomas, als er das üppige Buffet begutachtete. „Das wird harte Arbeit."

Tatsächlich war der Anblick überwältigend: Berge von Croissants, Speck und Eiern, Türme von Pfannkuchen und Waffeln. Wir entwickelten eine Strategie: Zunächst ein Rundgang ohne zu nehmen, dann eine bewusste Auswahl treffen. Ein proteinreiches Frühstück mit frischem Obst wurde zu unserem morgendlichen Ritual.

Als besonders tückisch erwies sich später beim Abendbuffet auch die Getränkefrage. Ein einziger Cocktail enthielt oft so viele Kalorien wie eine komplette Mahlzeit. Unsere Lösung: Zwischen den alkoholischen Getränken immer ein großes Wasser, und statt süßer Cocktails öfter mal ein Glas Wein oder einen Gespritzten. Diese einfache Regel half uns, sowohl den Alkohol- als auch den Kalorienkonsum in vernünftigen Grenzen zu halten.

Bewegung in den Urlaub zu integrieren war hingegen überraschend einfach. Das morgendliche Schwimmen im Meer wurde zu einem natürlichen Weckritual. Es fühlte sich nicht nach Sport an, sondern nach purem Vergnügen. Wir entdeckten, dass aktive Entspannung oft befriedigender war als stundenlanges Herumliegen.

Die Erkundung unseres Urlaubsorts zu Fuß oder mit dem Fahrrad eröffnete völlig neue Perspektiven. Statt organisierter Bustouren mieteten wir Räder und entdeckten versteckte Buchten, kleine Dörfer und lokale Märkte. Das verschaffte uns nicht nur zusätzliche Bewegung, sondern auch authentischere Urlaubserlebnisse.

Das Mittagessen verlegten wir in den späteren Nachmittag. Bei den hohen Temperaturen und der entspannten Urlaubsatmosphäre war der Hunger ohnehin geringer. Ein leichter Snack aus frischem Obst oder lokalen Spezialitäten reichte völlig aus. Das sparte nicht nur Kalorien, sondern ließ uns auch das Abendessen mehr genießen.

Die Abende wurden zur bewussten Genusszeit. Hier gönnten wir uns auch mal ein mehrgängiges Menü oder probierten lokale Spezialitäten. Der Schlüssel lag in der Portionsgröße: Oft teilten wir uns Gerichte oder bestellten mehrere kleine Vorspeisen statt großer Hauptgänge. So konnten wir die kulinarische Vielfalt erkunden, ohne zu übertreiben.

Die lokalen Märkte wurden zu einer besonderen Entdeckung. Frische Früchte, unbekannte Gemüsesorten, aromatische Kräuter - wir probierten uns durch die regionale Küche. Diese frischen, natürlichen Produkte waren nicht nur gesund, sondern boten auch ein authentisches Geschmackserlebnis.

Den Fitnessbereich im Hotel nutzten wir gezielt, aber ohne Zwang. Dreimal die Woche ein kurzes Training von 30 Minuten am Morgen reichte völlig aus. Die restliche Zeit gehörte der Entspannung und dem Urlaubsgenuss. Diese Balance erwies sich als perfekte Mischung aus Aktivität und Erholung.

Überraschenderweise stellten wir fest, dass aktiver Urlaub entspannender sein konnte als reines Faulenzen. Die Bewegung förderte einen besseren Schlaf, steigerte den Appetit auf gesunde Mahlzeiten und schaffte ein positives Körpergefühl.

Die Zeitverschiebung und der veränderte Tagesablauf waren anfangs eine Herausforderung. Doch gerade diese Veränderung bot die Chance, neue, gesündere Gewohnheiten zu etablieren. Die Entdeckung eines leichten Abendessens war eine positive Überraschung, die wir sogar nach Hause mitnahmen. Natürlich bedeutete das auch, dass das späte Mittagessen entsprechend kleiner oder sogar ganz ausfiel.

Eine wichtige Strategie war das Einplanen von Auszeiten von der Auszeit. Nicht jede Mahlzeit musste perfekt sein, nicht jeder Tag brauchte Sport. Die 80-20-Regel erwies sich als ideal: 80 Prozent bewusst und aktiv, 20 Prozent pure Entspannung ohne schlechtes Gewissen.

Die Minibar im Hotelzimmer wurde kurzerhand umfunktioniert. Statt überteuerter Snacks und Süßigkeiten füllten wir sie mit frischem Obst, Wasser und gesunden Knabbereien vom lokalen Markt. Diese simple Maßnahme half uns, späte Heißhungerattacken zu vermeiden.

Besonders wertvoll war die Erkenntnis, dass der Urlaub die perfekte Zeit ist, um neue gesunde Gewohnheiten zu entwickeln. Der Abstand vom Alltag, die entspannte Atmosphäre und die verfügbare Freizeit schufen ideale Bedingungen für positive Veränderungen.

Die Rückkehr aus dem Urlaub brachte eine positive Überraschung: Statt der gefürchteten Gewichtszunahme stellten wir fest, dass wir sogar noch fitter geworden waren. Die Kombination aus Bewegung, bewusster Ernährung und echter Entspannung hatte sich ausgezahlt.

Die wichtigsten Erkenntnisse fassten wir in einem kleinen Urlaubs-Survival-Guide zusammen: Bewegung natürlich in den Tag integrieren, bewusst genießen statt gedankenlos zu schlemmen, lokale und frische Produkte bevorzugen, und vor allem: Entspannung nicht mit völliger Passivität verwechseln.

Diese Erfahrungen veränderten auch unsere Einstellung zu zukünftigen Urlauben grundlegend. All-Inclusive musste nicht All-you-can-eat bedeuten. Wahre Entspannung lag nicht im Überfluss, sondern in der Balance zwischen Genuss und Aktivität.

Diese Erkenntnis machte unsere Urlaube nicht nur gesünder, sondern auch erfüllender und nachhaltiger.

Heute planen wir unsere Urlaube mit einem anderen Bewusstsein. Wir suchen nach Orten mit Möglichkeiten für aktive Erholung, informieren uns über lokale Märkte und Sportangebote, packen die Sportschuhe ganz selbstverständlich ein. Der Urlaub ist keine Auszeit vom gesunden Leben mehr, sondern die Chance, es noch intensiver und bewusster zu genießen.

Wie man den inneren Schweinehund zähmt

Es war einer dieser typischen Montagmorgen. Der Wecker klingelte eine Stunde früher als sonst, draußen war es noch dunkel, und der Regen prasselte gegen die Fensterscheiben. „Lass uns heute aussetzen", murmelte Thomas unter der warmen Bettdecke. „Bei dem Wetter jagt man ja keinen Hund vor die Tür."

Unser Plan, vor der Arbeit eine Runde joggen zu gehen, schien in weite Ferne zu rücken. Der innere Schweinehund – wir hatten ihm einen Namen gegeben: Karlchen. Er war in den letzten Monaten zu unserem ständigen Begleiter geworden, einem unsichtbaren Gegenspieler, der stets die bequemere Alternative vorschlug. Karlchen war ein Meister der Ausreden, ein Virtuose der Bequemlichkeit und ein Experte darin, Vorhaben auf morgen zu verschieben.

Die ersten Wochen unserer Fitness-Offensive waren besonders hart. Jede Aktivität, jede Ernährungsumstellung wurde von Karlchen kommentiert. Ein Tag Pause würde doch nichts machen, eine kleine Portion extra könnte nicht schaden, das Wetter würde morgen bestimmt besser sein – die Liste seiner Argumente war endlos und erschreckend überzeugend.

Mit der Zeit lernten wir, die Stimme unseres inneren Schweinehunds zu erkennen. Sie meldete sich besonders laut, wenn wir müde, gestresst oder lustlos waren. Karlchen war wie ein Verhandlungspartner, aber einer, der nicht unser Bestes im Sinn hatte. „Der Trick ist", sagte Thomas eines Tages nach einer erfolgreichen Morgensession, „dem Schweinehund gar nicht erst zuzuhören."

Die Wende kam, als wir begannen, Karlchen mit seinen eigenen Waffen zu schlagen. Statt großer Vorsätze machten wir kleine, konkrete Pläne. Die Sportsachen lagen abends bereit, das gesunde Frühstück war vorbereitet, die Route für den Morgenlauf festgelegt. Je weniger Entscheidungen am Morgen nötig waren, desto weniger Angriffsfläche bot sich für Ausreden.

Wir entwickelten Strategien für verschiedene Situationen. Schlechtes Wetter? Die Regenjacke hing griffbereit. Keine Zeit? Kürzere, aber intensivere Einheiten. Zu müde? Erst fünf Minuten anfangen, dann neu entscheiden. Diese vorausschauende Planung nahm dem inneren Schweinehund den Wind aus den Segeln.

Die Erfolgserlebnisse wurden zu unseren stärksten Verbündeten. Jeder absolvierte Lauf, jede gesunde Mahlzeit, jedes Nein zu unnötigen Snacks stärkte unsere Willenskraft. Wir führten ein Erfolgstagebuch, in dem wir unsere Siege über Karlchen festhielten. Diese sichtbaren Beweise unserer Willenskraft wurden zu einer wichtigen Motivationsquelle.

Besonders wirksam war die gegenseitige Unterstützung. An Tagen, an denen einer von uns schwach wurde, war der andere stark. Die gemeinsame Verantwortung machte es schwerer, Ausreden zu finden. Aus dem einsamen Kampf gegen den inneren Schweinehund wurde ein Teamwork-Projekt.

Wir lernten auch, dass der innere Schweinehund nicht unser Feind war, sondern ein Teil von uns, der einfach Energie sparen wollte. Diese Erkenntnis half uns, gelassener mit unseren Schwächen umzugehen. Statt gegen Karlchen zu kämpfen, begannen wir, mit ihm zu verhandeln.

Die Belohnungssysteme, die wir einführten, waren dabei besonders effektiv. Nicht mit Essen – das hatten wir uns abgewöhnt – sondern mit Aktivitäten, die uns Freude bereiteten. Ein Kinobesuch nach einer Woche konsequentem Training, eine neue Sportuhr nach einem Monat durchgehaltener Ernährungsumstellung.

Mit der Zeit wurde uns klar, dass der innere Schweinehund auch eine wichtige Schutzfunktion hatte. Er warnte uns vor Überlastung, erinnerte uns an notwendige Ruhephasen und half uns, realistisch zu bleiben. Die Kunst lag darin, seine Stimme zu hören, ohne ihr blind zu folgen.

Auch die sozialen Medien erwiesen sich als zweischneidiges Schwert. Einerseits boten sie Inspiration und Motivation, andererseits waren sie eine Quelle von Selbstzweifeln und unrealistischen Vergleichen. Wir lernten, selektiver zu sein und uns auf unseren eigenen Fortschritt zu konzentrieren.

Eine besondere Herausforderung waren Familienfeiern, Firmenfeste, und Restaurantbesuche – überall lauerte die Versuchung, alte Gewohnheiten wieder aufleben zu lassen. Wir entwickelten Strategien, um auch diese Situationen zu meistern, ohne uns zu isolieren.

Die Entwicklung von Routinen erwies sich als mächtige Waffe gegen den inneren Schweinehund. Je mehr Abläufe automatisiert waren, desto weniger Kraft kosteten sie. Der morgendliche Lauf wurde so selbstverständlich wie das Zähneputzen, die gesunde Mahlzeit so normal wie der Weg zur Arbeit.

Rückschläge gab es natürlich trotzdem. Tage, an denen Karlchen gewann, Wochen, in denen nichts zu klappen schien. Aber auch hier lernten wir: Ein Rückschlag ist kein Scheitern, Aufgeben keine Option.

Das Tracking unserer Fortschritte half uns, objektiv zu bleiben. Gewicht, Fitness, Ernährung – alles wurde dokumentiert. Die Zahlen und Graphen zeigten uns schwarz auf weiß, dass wir auf dem richtigen Weg waren, auch wenn der innere Schweinehund das Gegenteil behauptete.

Mit der Zeit veränderte sich unsere Wahrnehmung. Was anfangs nach Verzicht und Anstrengung aussah, führte schon bald zu Spaß und Zufriedenheit. Der Stolz über einen absolvierten Workout wog mehr als die kurze Freude des Ausschlafens, das gute Gefühl nach einer gesunden Mahlzeit war befriedigender als der kurze Genuss eines Burgers mit Extra-Käse.

Heute ist unser Umgang mit dem inneren Schweinehund entspannter. Wir wissen, dass er da ist, hören ihm zu, treffen aber unsere eigenen Entscheidungen. Manchmal gewinnt er noch, aber das ist okay. Die wahre Stärke liegt nicht darin, nie zu fallen, sondern immer wieder aufzustehen.

Die wichtigste Erkenntnis war vielleicht, dass Willenskraft wie ein Muskel ist – sie wächst mit der Beanspruchung. Jedes Nein zu einer Ausrede, jedes Ja zu einer Herausforderung macht uns stärker. Der innere Schweinehund wird nie ganz verschwinden. Aber Karlchen hat zumindest gelernt, dass wir die Führung übernommen haben.

Wenn Stress auf die Waage schlägt

Es war ein ganz normaler Dienstagmorgen, als Thomas frustriert auf die Waage starrte. „Das verstehe ich einfach nicht", murmelte er. „Ich esse weniger als sonst, bewege mich viel, und trotzdem zeigt die Waage zwei Kilo mehr an." Eine intensive Projektphase im Büro, viele Überstunden und ständiger Termindruck hatten ihre Spuren hinterlassen — nicht nur auf der Waage.

Seit drei Monaten waren wir auf unserem gemeinsamen Weg zu mehr Fitness und einem gesünderen Lebensstil. Alles lief gut, bis diese stressige Phase begann. Plötzlich schienen alle unsere Bemühungen wie weggeblasen. Die Zahlen auf der Waage bewegten sich in die falsche Richtung, und unsere Motivation sank täglich.

Nach einiger Recherche wurde uns klar: Stress ist wie ein heimlicher Saboteur, der im Verborgenen an unseren Stoffwechselschrauben dreht. Was einst ein überlebenswichtiger Mechanismus war — in Gefahrensituationen schnell Energie bereitzustellen — wird in unserer modernen Welt zum Problemfall. „Es ist, als würde der Körper ständig im Alarmmodus laufen", seufzte ich eines Abends erschöpft.

Der Hauptübeltäter in diesem Drama war das Stresshormon Cortisol. Es war, als würde der Körper permanent auf dem Gaspedal stehen. Der Motor lief auf Hochtouren, aber die Energie verpuffte ins Leere. Das Tückische daran: Cortisol macht nicht nur hungrig, sondern sorgt auch dafür, dass der Körper hartnäckig Fettreserven anlegt.

Besonders heimtückisch war die Wirkung von Stress auf unseren Appetit. Er machte uns hungrig — und zwar nicht nach Salat und Gemüse, sondern nach schnellen Kohlenhydraten und Fett. Evolutionsbiologisch machte das Sinn: Unser Körper bereitete sich auf Kampf oder Flucht vor und forderte schnell verfügbare Energie.

Auch die Schlafqualität litt erheblich unter dem Stress. Zu viele Gedanken, zu viel Anspannung — der erholsame Schlaf blieb aus.

Thomas wälzte sich von einer Seite auf die andere, und ich erwachte oft mitten in der Nacht. Die Müdigkeit am nächsten Tag führte zu noch mehr Heißhunger auf Süßes und Fettiges.

Auch die Art, wie wir unter Stress aßen, veränderte sich dramatisch. Schnell, nebenbei, ohne richtig wahrzunehmen, was und wie viel wir eigentlich zu uns nahmen. Ganze Packungen Kekse verschwanden während der Arbeit am Computer, Mahlzeiten wurden hastig zwischen Terminen eingeworfen.

Der Körper reagierte auf den Dauerstress mit einer vermehrten Einlagerung von Bauchfett. Ausgerechnet dort, wo wir am liebsten abnehmen wollten, legte der Körper seine Notfallreserven an. Ein Teufelskreis begann sich zu drehen: Mehr Stress führte zu mehr Gewicht, was wiederum zu mehr Stress führte.

Wir begannen, Gegenstrategien zu entwickeln. Meditation und Achtsamkeitsübungen wurden Teil unserer täglichen Routine. Am Anfang fühlte es sich seltsam an, einfach nur dazusitzen und zu atmen. Aber mit der Zeit wurde es wie eine Insel der Ruhe im Chaos des Alltags.

Bewegung erwies sich als natürlicher Stresskiller. Nicht das verbissene Training mit Leistungsdruck, sondern moderate Aktivität, die uns Freude machte. Ein Spaziergang in der Mittagspause, eine sanfte Yoga-Session am Abend, oder einfach nur bewusstes Dehnen zwischendurch – der Körper baute Stresshormone ab, der Kopf wurde klarer.

Die Ernährung spielte zudem eine Schlüsselrolle in unserem Anti-Stress-Programm. Wir stellten „Stress-Snacks" zusammen – gesunde Alternativen, die griffbereit waren, wenn der Heißhunger kam. Nüsse statt Chips, Obst statt Schokolade, Gemüsesticks statt Kekse. Diese vorausschauende Planung half uns, nicht in alte Muster zurückzufallen.

Darüber hinaus kam auch die Arbeitsorganisation auf den Prüfstand. Thomas führte regelmäßige Pausen ein, setzte klare Grenzen zwischen Arbeit und Freizeit und erstellte realistische To-Do-Listen.

Eine bessere Strukturierung des Arbeitstages reduzierte den gefühlten Stress erheblich.

Besonders wichtig war die soziale Unterstützung. Gespräche miteinander und mit Freunden, gemeinsame Aktivitäten, einfach mal Dampf ablassen – all das half, den Stress zu reduzieren. Es war, als würde man die Last auf mehrere Schultern verteilen.

Wir lernten auch, die Warnsignale unseres Körpers besser zu erkennen. Verspannungen, Unruhe, Schlafstörungen – wenn diese Anzeichen auftraten, war es Zeit, gegenzusteuern. Je früher wir reagierten, desto leichter ließ sich die Stresskurve abfangen.

Die Wochenenden bekamen eine neue Bedeutung. Nicht mehr Zeit zum Aufholen von liegengebliebener Arbeit, sondern echte Erholung. Körper und Geist brauchten diese Auszeiten, um sich zu regenerieren und neue Kraft zu tanken.

Mit der Zeit entwickelten wir ein besseres Verständnis für den Zusammenhang zwischen Stress und Gewicht. Stress war nicht nur ein emotionaler Zustand, sondern ein körperlicher Prozess, der direkten Einfluss auf unseren Stoffwechsel hatte. Diese Erkenntnis half uns, geduldiger mit uns selbst zu sein.

Heute sehen wir Stressphasen nicht mehr als unvermeidbare Dickmacher, sondern als Herausforderungen, die es zu meistern gilt. Mit den richtigen Strategien, gegenseitiger Unterstützung und genug Selbstfürsorge lässt sich der Stress-Saboteur in Schach halten. Manchmal gewinnt er noch eine Schlacht, aber den Krieg hat er längst verloren.

Die wichtigste Lektion war vielleicht, dass nicht der Stress selbst dick macht, sondern wie wir damit umgehen. Mit dem richtigen Bewusstsein, den passenden Werkzeugen und einer Portion Gelassenheit lässt sich auch diese Herausforderung meistern.

Schlaf dich schlank

Der Morgenkaffee war längst zu einer Art Überlebensritual geworden. „Ich verstehe es einfach nicht", gähnte Thomas an einem Montagmorgen. „Ich bin ständig müde, obwohl ich jetzt sogar mehr Sport mache." Wir hatten uns in den letzten Wochen intensiv mit Bewegung und Ernährung beschäftigt, aber ein entscheidender Faktor war uns dabei fast entgangen: der Schlaf.

Die Erleuchtung kam durch einen Artikel über den Zusammenhang zwischen Schlafmangel und Gewichtszunahme. Die Zahlen waren erschreckend: Menschen mit zu wenig Schlaf nahmen im Durchschnitt 300 Kalorien mehr am Tag zu sich. Das entsprach einer halben Tafel Schokolade täglich, nur weil der Körper nicht genug Ruhe bekam.

Die erste Bestandsaufnahme unserer Schlafgewohnheiten war ernüchternd. Spätes Arbeiten am Computer, endloses Smartphone-Scrollen im Bett, unregelmäßige Schlafenszeiten – wir behandelten unseren Schlaf wie einen lästigen Zeitfresser, den es zu minimieren galt. „Wenn man sieht, was schlechter Schlaf mit dem Körper macht, ist das eigentlich Wahnsinn", stellte ich fest.

Wir beschlossen, ein Schlaftagebuch zu führen. Schlafenszeit, Aufwachzeit, Schlafqualität – alles wurde notiert. Dabei entdeckten wir überraschende Muster. An Tagen mit gutem Schlaf waren nicht nur unsere Energie und Stimmung besser, auch der Heißhunger auf Süßes und fettige Snacks war deutlich geringer.

Die Wissenschaft dahinter war faszinierend. Schlafmangel beeinflusst zwei wichtige Hormone: Ghrelin, das Hungerhormon, steigt an, während Leptin, das Sättigungshormon, abnimmt. Es war, als würde der Körper seine innere Uhr durcheinanderbringen, nur weil er nicht genug Ruhe bekam.

Die erste große Veränderung war die Einführung einer Schlaf-Hygiene. Das Schlafzimmer wurde zur Elektronik-freien Zone erklärt. Keine Handys, keine Tablets, kein Fernseher.

Thomas war anfangs skeptisch, aber schon nach wenigen Tagen merkten wir den Unterschied.

Auch die Temperatur im Schlafzimmer wurde optimiert. Kühl, aber nicht kalt, gut gelüftet und dunkel – wir schufen eine regelrechte Schlafhöhle. Die Investition in neue Vorhänge für bessere Verdunkelung und eine gute Matratze erwies sich als sehr wirkungsvoll für besseren Schlaf.

Der Abend bekam ein neues Ritual. Eine Stunde vor dem Schlafengehen schalteten wir alle hellen Lichter aus und dimmten die Beleuchtung. Statt aufregender Serien gab es jetzt ruhige Musik, ein gutes Buch oder einfach ein entspanntes Gespräch. Unser Körper lernte, diese Zeit als Vorbereitung auf den Schlaf zu erkennen.

Besonders effektiv war die Einführung regelmäßiger Schlafenszeiten, auch am Wochenende. Der Körper liebt Routine, das wurde uns schnell klar. Anfangs war es schwer, am Samstag nicht länger aufzubleiben, aber die erholsamen Morgenstunden entschädigten für das frühe Zubettgehen.

Die Auswirkungen auf unseren Stoffwechsel waren bemerkenswert. Mit ausreichend Schlaf fiel es uns leichter, gesunde Entscheidungen zu treffen. Der Heißhunger am Nachmittag verschwand, die Portionen beim Abendessen wurden kleiner. Es war, als hätte jemand den Hunger-Schalter neu justiert.

Auch unser Training profitierte von der verbesserten Schlafqualität. Die Regeneration war besser, die Motivation höher, und die Verletzungsanfälligkeit sank. Unser Körper baute in der Nacht nicht nur Müdigkeit ab, sondern auch Muskeln auf und verbrannte dabei sogar Fett.

Die Mittagspause bekam eine neue Bedeutung. Statt am Schreibtisch durchzuarbeiten, gönnten wir uns einen kurzen Power-Nap. Der Begriff kommt aus den USA („nap" bedeutet auf Deutsch „Nickerchen") und bezeichnet einen sehr kurzen Mittagsschlaf. Schon zehn bis 15 Minuten reichten uns, um neue Energie zu tanken. Diese kurze Auszeit erwies sich als wahrer Produktivitätsbooster.

Auch die Bedeutung des Aufwachens wurde uns klarer. Ein sanfter Start in den Tag und eine kurze Dehnung ersetzten das hektische Aufspringen beim Weckerklingeln. Diese morgendliche Routine half uns, den Tag entspannter und energiegeladener zu beginnen.

Die Qualität des Schlafes wurde wichtiger als die Quantität. Sechs Stunden tiefer, ungestörter Schlaf waren wertvoller als acht Stunden unruhiges Hin- und Herwälzen. Wir lernten, auf die Signale unseres Körpers zu hören und den natürlichen Schlafrhythmus zu respektieren. Wissenschaftler empfehlen zwar für Erwachsene in der Regel eine Schlafdauer von mindestens sieben Stunden. Aber die optimale Dauer ist sehr individuell und kann je nach Alter und Lebensphase variieren.

Besonders interessant war die Erkenntnis, dass guter Schlaf auch die Muskelmasse erhält. Während des Schlafes produziert der Körper wichtige Wachstumshormone, die nicht nur bei der Regeneration helfen, sondern auch beim Muskelaufbau und der Fettverbrennung eine wichtige Rolle spielen.

Die größte Herausforderung waren späte Einladungen und lange Abende mit Freunden. Der Spagat zwischen Sozialleben und Schlafrhythmus erforderte manchmal kreative Lösungen. Wir lernten, Prioritäten zu setzen und auch mal früher nach Hause zu gehen.

Mit der Zeit entwickelten wir ein feines Gespür für unseren Schlafbedarf. Manche Tage erforderten mehr, andere weniger. Diese Flexibilität innerhalb unserer grundsätzlichen Routine half uns, nachhaltig bei unserem neuen Schlafrhythmus zu bleiben.

Die positive Wirkung auf unser Gewicht war unübersehbar. Nicht nur, dass wir weniger Heißhunger verspürten – auch unser Stoffwechsel schien effizienter zu arbeiten. Die Waage bewegte sich stetig in die richtige Richtung, ohne dass wir uns zusätzlich kasteien mussten.

Heute sehen wir Schlaf nicht mehr als passiven Zeitvertreib, sondern als aktive Regenerations- und Optimierungsphase.

Die Nacht ist zu unserem Verbündeten geworden, der uns hilft, unsere Gesundheits- und Fitnessziele zu erreichen.

Was einst als Zeitverschwendung erschien, hat sich als einer der wichtigsten Faktoren für unseren Erfolg erwiesen.

Die wichtigste Erkenntnis war vielleicht, dass guter Schlaf kein Luxus ist, sondern eine Notwendigkeit. Er ist das Fundament, auf dem Ernährung und Bewegung erst ihre volle Wirkung entfalten können. Ein ausgeruhter Körper trifft bessere Entscheidungen, hat mehr Energie für Bewegung und einen effizienteren Stoffwechsel.

Die Flamme am Leben halten

Der graue Novembermorgen passte perfekt zu unserer Stimmung. „Ich weiß nicht, ob ich das noch lange durchhalte", seufzte Thomas, während er lustlos in seinem Haferbrei rührte. Nach sechs Monaten konsequenter Ernährungsumstellung und regelmäßigem Training hatte uns die berüchtigte Motivationskrise erwischt. Die anfängliche Euphorie war verflogen, und die täglichen Routinen drohten zur Last zu werden.

Diese Situation war uns nicht fremd. Wie oft hatten wir schon Projekte mit Begeisterung begonnen, nur um sie nach einigen Wochen wieder aufzugeben? „Diesmal muss es anders laufen", sagte ich entschlossen, während wir uns an den Küchentisch setzten und eine Liste unserer bisherigen Erfolge und Rückschläge erstellten.

Die erste wichtige Erkenntnis war überraschend: Motivation ist nicht dieser magische Funke, auf den wir oft warten. Sie ist wie eine Pflanze, die täglich gepflegt werden will. Manchmal blüht sie von alleine, manchmal braucht sie besondere Aufmerksamkeit. „Es ist wie eine Beziehung", meinte Thomas nachdenklich. „Man muss jeden Tag aufs Neue entscheiden, dabei zu bleiben."

Wir begannen, unsere Ziele neu zu definieren. Statt vager Vorsätze setzten wir uns konkrete, messbare Etappenziele. Nicht nur auf der Waage, sondern auch bei Fitness, Wohlbefinden und Leistungsfähigkeit. Diese Zwischenstationen machten den Weg überschaubarer und die Fortschritte greifbarer.

Ein Durchbruch war die Erkenntnis, dass Motivation oft der Handlung folgt, nicht umgekehrt. An Tagen, an denen wir uns zum Training zwangen, kam die Begeisterung meist während der Aktivität. Es war wie beim Autofahren – manchmal muss man erst den Motor starten, bevor er warm läuft.

Wir entwickelten Strategien für motivationsarme Tage. Eine „Minimal-Routine" für Tage, an denen nichts ging – zehn Minuten Bewegung, eine gesunde Mahlzeit, acht Gläser Wasser. Diese kleinen Erfolge halfen uns, auch schwierige Phasen zu überstehen.

Die Dokumentation unserer Fortschritte erwies sich als kraftvoller Motivator. Ein Tagebuch mit Fotos, Messungen und persönlichen Notizen zeigte uns schwarz auf weiß, wie weit wir gekommen waren. In schwachen Momenten blätterten wir darin und fanden neue Kraft.

Besonders wichtig war die Entdeckung der intrinsischen Motivation. Nicht die Zahlen auf der Waage oder die Komplimente anderer sollten uns antreiben, sondern das gute Gefühl, das uns gesunde Entscheidungen gaben. Dieser innere Kompass wurde zu unserem verlässlichsten Wegweiser.

Die sozialen Medien nutzten wir selektiver. Statt uns mit unrealistischen Vorbildern zu vergleichen, suchten wir nach authentischen Erfolgsgeschichten und praktischen Tipps.

Eine wichtige Rolle spielte die Veränderung unserer Umgebung. Sportkleidung lag griffbereit, gesunde Snacks waren vorrätig, der Kühlschrank war strategisch organisiert. Unser Umfeld sollte uns helfen und nicht gegen uns arbeiten.

Wir entdeckten die Kraft kleiner Belohnungen. Nicht mit Essen – das hatten wir uns abgewöhnt – sondern mit Erlebnissen. Ein Wellnesstag nach einem erfolgreichen Monat, neue Sportkleidung nach erreichten Zielen, gemeinsame Aktivitäten als Belohnung für durchgehaltene Challenges.

Die Warum-Frage wurde zu unserem Anker. Nicht das Was oder Wie trieb uns an, sondern das tiefere Warum. Gesund alt werden, Vorbild sein, Lebensqualität steigern. Diese grundlegenden Motivationen trugen uns auch durch schwere Phasen.

Rückschläge lernten wir als Teil des Weges zu akzeptieren. Es war wie beim Wandern – manchmal geht es bergab, aber das bedeutet nicht, dass man vom Weg abgekommen ist. Diese Einstellung half uns, gelassener mit Motivationstiefs umzugehen.

Die Routine selbst wurde zum Motivator. Je länger wir durchhielten, desto schwerer fiel es uns, aufzugeben.

Es war wie eine Erfolgsserie, die man nicht abreißen lassen will. Der Stolz auf das Durchhaltevermögen wurde zu einer eigenen Antriebsquelle.

Auch die gegenseitige Motivation entwickelte sich weiter. Statt uns nur zu loben, lernten wir, uns gezielt zu unterstützen. Ein aufmunterndes Wort im richtigen Moment, praktische Hilfe bei Hindernissen, gemeinsames Problemlösen – die Partnerschaft wurde zu unserem stärksten Motivationsfaktor.

Auch die Tageszeit spielte eine bedeutsame Rolle für die Motivation. Morgens waren unsere Willenskraft und Entscheidungsfähigkeit am stärksten. Also verlegten wir wichtige Trainingseinheiten und Meal-Prep in die frühen Stunden. Diese am Morgen getroffenen Entscheidungen trugen durch den Tag.

Vorstellungskraft und Visualisierungen in lebhaften Bildern halfen uns ebenfalls. Wir stellten uns nicht mehr nur das Ziel vor, sondern auch den Weg dorthin. So konnten wir Hindernisse voraussehen und Strategien bei Bedarf entsprechend anpassen. Uns fiel es zunehmend leichter, gesunde Gewohnheiten in verschiedene Lebenssituationen zu integrieren. Reisen, Feiertage, stressige Arbeitsphasen – wir waren für alle Szenarien gut gewappnet.

Dabei wurde jede Herausforderung zur Chance, zu lernen und zu wachsen. Motivation betrachteten wir wie einen Muskel – je öfter man ihn trainiert, desto stärker wird er.

Wir lernten auch, die kleinen Erfolge zu feiern. Nicht nur die großen Meilensteine, sondern auch die täglichen Siege verdienten Anerkennung.

Heute wissen wir: Motivation ist keine unberechenbare Kraft, die kommt und geht, sondern eine Fähigkeit, die man entwickeln und pflegen kann. Es geht nicht darum, ständig begeistert zu sein, sondern darum, auch dann weiterzumachen, wenn die Begeisterung gerade Pause macht.

Schlusswort: Der Weg ist das Ziel

Der Frühlingsmorgen war perfekt für unsere gewohnte Jogging-Runde. „Weißt du noch, wie wir damals angefangen haben?", fragte Thomas während unseres Warm-ups. Es war schwer zu glauben, dass aus unserem anfänglichen „Wir müssen endlich was tun" eine völlig neue Lebensweise geworden war. Was als simpler Versuch begann, ein paar Kilos loszuwerden, hatte sich zu einer Reise entwickelt, die unser Leben in allen Bereichen verändert hatte.

Die ersten Schritte waren die größten Hürden gewesen. Jede Veränderung fühlte sich damals wie ein kleiner Berg an, jede neue Gewohnheit wie eine gewaltige Herausforderung.

„Manchmal frage ich mich, wie wir das durchgehalten haben", meinte ich nachdenklich, während wir unser Tempo steigerten. Die Antwort lag vielleicht genau darin: Wir hatten verstanden, dass es nicht um ein zeitlich befristetes Projekt ging, sondern um einen neuen, gesünderen Lebensstil.

Rückblickend war es genau diese Erkenntnis, die den entscheidenden Unterschied machte. Es ging nicht mehr nur um Zahlen auf der Waage oder Kleidergrößen. Was als Projekt Gewichtsreduktion begann, entwickelte sich zu einer umfassenden Änderung unseres Lebensstils. Ernährung, Bewegung, Schlaf, Stressmanagement – alles griff ineinander wie ein perfekt orchestriertes Zusammenspiel.

Die größten Überraschungen waren oft die kleinen Veränderungen im Alltag. Treppen nehmen statt Aufzug fahren, Wasser statt Softdrinks, bewusstes Essen statt gedankenlosem Schlingen – was anfangs nach Verzicht klang, wurde zur selbstverständlichen Routine. Diese kleinen Entscheidungen, Tag für Tag getroffen, formten allmählich ein neues Normal.

Besonders wertvoll war die Erkenntnis, dass Gesundheit keine Einbahnstraße ist. Es gab Höhen und Tiefen, Erfolge und Rückschläge. Manchmal machten wir zwei Schritte vor und einen zurück.

Aber genau diese Dynamik machte den Weg spannend und lehrreich. Perfektion war nie das Ziel – es ging um Fortschritt.

Die soziale Komponente überraschte uns am meisten. Anfangs befürchteten wir, dass ein gesünderer Lebensstil uns von Freunden und Familie isolieren könnte. Das Gegenteil war der Fall. Wir inspirierten andere, wurden zu Vorbildern, ohne es zu wollen. Unsere Erfahrungen halfen anderen, ihre eigenen ersten Schritte zu wagen.

Unser Verhältnis zu Essen veränderte sich grundlegend. Wo früher strikte Verbote und schlechtes Gewissen herrschten, entwickelte sich ein entspannter, bewusster Umgang mit Nahrung. Essen wurde wieder zu dem, was es sein sollte: eine Quelle der Freude und Energie, nicht ein Kampf mit Kalorien und Gewissensbissen.

Sport verwandelte sich von einer lästigen Pflicht zu einem willkommenen Teil unseres Lebens. Nicht weil wir mussten, sondern weil wir die Bewegung zu schätzen lernten. Das Gefühl nach einem guten Training, die stetige Verbesserung der Leistung, die Freude an der eigenen Kraft – all das wurde zur Motivation von innen heraus.

Der mentale Wandel war vielleicht der wichtigste Aspekt. Wir lernten, positiv aber realistisch zu denken, Geduld zu entwickeln und langfristig zu planen. Unser Fokus verschob sich von schnellen Erfolgen zu nachhaltigen Veränderungen. Jeder Tag wurde zu einer neuen Chance, bessere Entscheidungen zu treffen.

Auch unsere Beziehung profitierte. Die geteilten Herausforderungen, die gegenseitige Unterstützung, das gemeinsame Wachsen – all das schweißte uns noch enger zusammen. Wir lernten, uns in schwierigen Momenten zu motivieren und Erfolge gemeinsam zu feiern.

Die Definition von Erfolg veränderte sich zudem im Laufe der Zeit. Anfangs waren es die Zahlen – Kilos, Zentimeter, Kleidergrößen. Später wurde Erfolg vielschichtiger: mehr Energie haben, besser schlafen, gelassener mit Stress umgehen, sich im eigenen Körper wohlfühlen. Die wichtigsten Veränderungen ließen sich nicht mehr in Zahlen messen.

Besonders wertvoll war die Erkenntnis, dass es keine Endstation gibt. Gesundheit ist kein Ziel, das man erreicht und abhakt, sondern ein kontinuierlicher Prozess. Jeder Tag bringt neue Herausforderungen, neue Lernmöglichkeiten, neue Chancen zur Weiterentwicklung. Diese Perspektive nahm den Druck und öffnete den Blick für die kleinen täglichen Erfolge.

Die Werkzeuge, die wir entwickelt haben, erwiesen sich als wertvoll für alle Lebensbereiche. Ziele setzen, Hindernisse überwinden, Rückschläge verkraften, Erfolge feiern. Diese Fähigkeiten halfen uns nicht nur beim Abnehmen, sondern auch im Beruf und in der persönlichen Entwicklung.

Heute sehen wir unseren Weg als ein fortlaufendes Abenteuer. Jeder Tag bringt neue Erkenntnisse, neue Herausforderungen, neue Möglichkeiten. Die Freude liegt nicht mehr im Erreichen eines bestimmten Ziels, sondern im Prozess selbst, in der stetigen Entwicklung und Verbesserung.

Die wichtigste Lektion war vielleicht, dass es keine perfekte Formel gibt. Jeder Mensch ist anders, jeder Weg ist individuell. Was für den einen funktioniert, muss für den anderen nicht passen. Der Schlüssel liegt darin, seinen eigenen Weg zu finden und diesem treu zu bleiben.

Rückblickend war es genau diese Erkenntnis, die unseren Erfolg ausmachte: Es ging nie darum, ein bestimmtes Ziel zu erreichen, sondern darum, jeden Tag aufs Neue die richtigen Entscheidungen zu treffen. Nicht perfekt sein zu müssen, sondern stetig besser zu werden.

Der Weg ist das Ziel – dieser alte Spruch hat für uns eine ganz neue Bedeutung bekommen. Und so setzen wir unseren Weg fort, Thomas und ich, nicht um anzukommen, sondern um unterwegs zu sein. Nicht weil wir müssen, sondern weil wir wollen. Denn das ist vielleicht die wertvollste Erkenntnis: Das wahre Ziel ist nicht der Weg zum Ziel, sondern die Freude am Weg selbst.

Haftungsausschluss

Die in diesem Ratgeber enthaltenen Informationen und Ratschläge dienen ausschließlich zu Informationszwecken. Sie stellen keine professionelle, medizinische oder psychologische Beratung dar. Die Inhalte basieren auf persönlichen Erfahrungen und Beobachtungen der Autorin und sind nicht als Ersatz für medizinische Diagnosen, Behandlungen oder Therapien gedacht.

Bitte konsultieren Sie im Zweifelsfall immer einen qualifizierten Fachmann, wenn Sie gesundheitliche Bedenken oder spezifische Fragen zu Ihrem Wohlbefinden haben.

Jeder Mensch ist einzigartig. Die in diesem Buch beschriebenen Strategien und Techniken können nicht garantieren, dass sie bei jedem gleich wirksam sind.

Die Autorin haftet nicht für eventuelle Schäden oder negative Folgen, die aus der Anwendung der in diesem Ratgeber gegebenen Informationen resultieren.